DINAMICA

Nora Tannenhaus

Anorexia y bulimia

Traducción de Hugo Mariani

PLAZA & JANES

Título original: *Eating Disorders*
Diseño de la portada: Josep Maria Mir

Primera edición: abril, 1995

Enric Granados, 86-88. 08008 Barcelona

Printed in Spain – Impreso en España

ISBN: 84-01-52001-0
Depósito legal: B. 12.268 - 1995

Fotocomposición: Lorman

Impreso en Cremagràfic
Bernat Metge, 197. Sabadell (Barcelona)

L 5 2 0 0 1 0

ÍNDICE

SEGUNDA PARTE

CÓMO PROPORCIONAR AYUDA

AGRADECIMIENTOS

Por su paciencia y generosidad con su conocimiento y tiempo, la autora agradece la ayuda de los doctores Joel Yager, Kelly Brownell, C. Wayne Callaway, David Garner y B. Timothy Walsh en la preparación de este libro. Chris Aphis, William Fabrey y Karen Feinberg también me han ofrecido una inestimable ayuda.

ACERCA DE LOS TRASTORNOS DE LA INGESTA DE COMIDA

¿Sabía usted que...

- Los trastornos de la ingesta de comida por lo general se desarrollan durante la adolescencia, una época de intensos cambios físicos y emocionales?
- Una bulimia grave puede llevar a enfermedades gingivales, pérdida de dientes, trastornos metabólicos serios, e incluso lesiones renales?
- La anorexia no tratada puede terminar en osteoporosis?
- Alrededor del 6 por ciento de las personas con trastornos de la ingesta morirán de inanición, paro cardíaco u otras complicaciones?
- Los trastornos de la ingesta pueden acompañar enfermedades psicológicas y psiquiátricas como depresión y esquizofrenia?
- El peso excesivo puede no ser tan peligroso para la salud como en otro tiempo se creyó?

Si usted padece un trastorno de esta naturaleza, ¡ahora puede hacer algo para ayudarse! Toda la información que necesita está en esta práctica y alentadora guía. Así pues, vuelva la página y comience a aprender cómo superar los trastornos de la alimentación.

PREFACIO

El miedo a la gordura se extiende por toda la sociedad. Parece como si cada pocos meses los titulares anunciaran algún nuevo producto diseñado para un consumo de calorías aún menor, los libros de dietas mágicas son eternos *bestsellers*, y la televisión de madrugada anuncia una impresionante colección de máquinas que supuestamente ayudan a quemar más calorías que un ascenso al monte Everest... sin salir de casa.

Dada esta atmósfera, no sorprende que los trastornos de la ingesta sean tan frecuentes. Estos trastornos se desarrollan por lo general durante la adolescencia, momento en que las jóvenes luchan con la idea que tienen de sí mismas, con cambios físicos y emocionales, y con las nuevas exigencias de la madurez. Las relaciones románticas, dejar el hogar, fundar una familia o comenzar una carrera y establecerse en una vida y raíces propias, normalmente en un marco extraño, son pasos aterradores para todos. Añada a esto el poderoso mensaje, si bien subliminal, de que si una no es delgada no es nadie, y habrá creado un terreno fértil para plantar las semillas de un trastorno de la ingesta.

No obstante, sigue en pie la pregunta de por qué algunas personas desarrollan estos trastornos en tanto que otras, procedentes de ambientes sociales casi idénticos, no lo hacen. La respuesta parece implicar complejas interacciones entre naturaleza y educación. Es urgente lograr una mejor comprensión de dichos factores, puesto que estas condiciones se desarrollan temprano y pueden durar años, y a veces provocan daños físicos y emocionales irreparables, e incluso la muerte. Como compensación de este desolador panorama está el hecho de que el tratamiento se muestra eficaz en una amplia mayoría de casos.

Este libro arroja luz sobre las señales, los síntomas y el desarrollo de los trastornos de la ingesta de comida. Junto con la descripción de algunas señales de alarma, presenta algunas características psicológicas de las personas con mayor riesgo de desarrollar un trastorno de esta naturaleza, y presenta los métodos de tratamiento más eficaces utilizados en la actualidad. También intenta poner en perspectiva las diversas aportaciones que la sociedad, la familia y las propias personalidades de las pacientes hacen al surgimiento de estas enfermedades. Y ofrece una guía práctica para las personas afectadas y sus familias.

Aquellos de nosotros que tratamos trastornos de la ingesta de comida hemos deplorado el estándar de belleza «delgada a cualquier precio» que engañosamente ha sido inculcado en la sociedad, y cómo este estándar ha sido dirigido a un público vulnerable. Después de tanto tiempo, las actitudes parecen cambiar a medida que los medios de comunicación y los consumidores se vuelven más conocedores de la biología y la nutrición humanas. Con sus descripciones gráficas de los síntomas de los trastornos de la ingesta y el sufrimiento que tantas mujeres soportan para ser delgadas, este libro analiza los peligros de perseguir ideales irracionales. Esperemos que esté cerca el momento en que las mujeres ya no se vean obligadas a creer que la forma del cuerpo determina su propia valía.

Dra. Joel Yager
Profesora de psiquiatría
Universidad de California en Los Angeles
(UCLA) Instituto de Neuropsiquiatría

INTRODUCCIÓN

¿Está usted demasiado gorda?

Si usted es como ocho de cada diez mujeres en Estados Unidos, su respuesta será «sí». El 80 por ciento de las mujeres adultas desean ser más delgadas, y muchas de ellas están tratando de hacer algo al respecto; de acuerdo con esta estimación, unos ochenta millones de mujeres están a dieta.

Los estadounidenses, y en particular las estadounidenses, desean ser esbeltos. Hemos adoptado el ideal de un cuerpo bien proporcionado, atlético, esbelto, y hemos rechazado la imagen obesa con repugnancia. Hemos tenido que tomar a pecho el aforismo «Una nunca puede ser demasiado rica ni demasiado delgada». En tal entorno, no resulta sorprendente que los trastornos de la ingesta hayan alcanzado proporciones epidémicas. Sólo en Estados Unidos, hasta ocho millones de personas —la amplia mayoría de ellas mujeres— padecen alguna de sus principales variedades: anorexia nerviosa, bulimia o ingesta de comida compulsiva. Estos trastornos son alentados por una industria de la dieta de 36.000 millones de dólares que alaba la silueta esbelta como el epítome de la belleza; por los medios de comunicación que ingresan cientos de millones de dólares con la publicidad de compañías de prendas de vestir, cosméticos y equipamiento de deporte, y estrellas de cine y modelos de moda cuya omnipresente exhibición lleva a muchas mujeres a pensar: «Si ella tiene ese aspecto, yo también lo tendré.»

Desde luego, ésta no es la historia completa. Todo el mundo se ve afectado por la cultura circundante, pero no todo el mundo desarrolla un trastorno de la ingesta. Los entornos familiares, la presión de los iguales, el rol de la mujer en la sociedad y probablemente algunos rasgos inherentes a la personalidad también contribuyen a que alguien se encuentre en riesgo. De hecho, esos factores son tan importantes como la cultura popular en la contribución al desarrollo de estos trastornos.

Todavía hay muchas controversias en torno a los trastornos de la ingesta: cómo tratarlos, cómo prevenirlos, cómo clasificarlos correctamente. Pero nadie cuestiona su compleja naturaleza, ni la frustración que casi todos los terapeutas encuentran cuando tratan de ayudar a los afectados.

Este libro está destinado a las personas que padecen un trastorno de la ingesta. Si usted cree conocer a alguien que tiene una enfermedad semejante, o si teme padecer usted misma un trastorno de la ingesta, tenga la seguridad de que:

1. Usted no está sola. Como ya hemos dicho, millones de personas comparten su problema y su desesperación.

2. La ayuda es asequible. Los métodos de tratamiento han avanzado de manera impresionante en los últimos veinte años, desde que los médicos y otros profesionales de la salud comenzaron un estudio serio de los trastornos de la ingesta. Estos novísimos programas son completamente eficaces y los métodos empleados sorprendentemente simples.

La primera parte de este libro estudia los trastornos de la ingesta en sí mismos. En el capítulo I se analizan las diferencias entre los trastornos más comunes. Los psiquiatras han desarrollado sistemas de clasificación que distinguen la anorexia de la bulimia, aunque hay muchas superposiciones entre ambas. La ingesta de comida compulsiva sigue siendo un desafío a la diagnosis y al tratamiento. El capítulo I también presenta algunas características psicológicas de las personas que padecen diferentes clases de trastornos de la ingesta, un tema que los capítulos siguientes retoman con más detalle.

El capítulo II se centra en el trastorno más conocido, la anorexia nerviosa. En él descubrirá exactamente los síntomas de la anorexia nerviosa, cómo se siembran las semillas del trastorno y quien se encuentra en mayor riesgo de desarrollarlo. Además, para aquellos que sospechan que alguien a quien aman padece anorexia nerviosa, el capítulo II hace una lista de las señales de alarma que hay que buscar. Por último, se ofrecen las opciones de tratamiento disponibles.

El capítulo III abarca la bulimia, una «variante siniestra de la anorexia nerviosa». Hoy en día la mayoría de los expertos considera que, a pesar de la superposición entre ellas, la anorexia nerviosa y la bulimia son dos *enfermedades* distintas, cada una con sus propios síntomas y poblaciones de pacientes únicas. La estructura del capítulo III es similar a la del II: abarca los síntomas, quién es más propensa a desarrollar la bulimia, cómo comienza y se desarrolla la enfermedad, sus señales de alarma y las clases de tratamientos a considerar.

Por último, el capítulo IV trata de la ingesta de comida compulsiva. Quienes la padecen pueden ser varones o mujeres, gordos o delgados, extrovertidos o tímidos, austeros o glotones; en resumen, constituyen un grupo heterogéneo, y es esta heterogeneidad lo que hace que el trastorno sea tan difícil de descubrir y resolver. A causa de su naturaleza esquiva y sus variables características, algunos investigadores incluso dudan de si la ingesta compulsiva pertenece a la misma rama que la anorexia y la bulimia. No obstante, cualquiera que realice una ingesta compulsiva comprobará que el sufrimiento emocional que experimenta, su frustración y desesperación, son tan reales como las experimentadas por alguien con anorexia o bulimia.

Dar la clase de ayuda adecuada en el momento más temprano posible es esencial para el éxito del tratamiento de los trastornos de la ingesta. La segunda parte de este libro se concentra en los diferentes modos de terapia actualmente usados en el tratamiento de estos trastornos: psicoterapia —tanto de grupo como individual—, terapia con medicamentos, y grupos de autoayuda y de apoyo.

El capítulo V describe cómo se utiliza la psicoterapia para tratar los trastornos de la ingesta. Este capítulo analiza el pro y el contra de la psicoterapia de grupo e individual, y qué clase de trastorno responde mejor a qué clase de terapia. Además, se informa de las características de los grupos de apoyo y autoayuda disponibles.

El capítulo VI estudia la forma de terapia más controvertida para estos trastornos, la terapia con medicamentos. Los hallazgos de las investigaciones acerca del papel de los medicamentos en el tratamiento no son concluyentes, pero muchos médicos consideran que los medicamentos resultan provechosos, en particular para las pacientes que pueden tener otros problemas, como depresión. Este capítulo describe algunas de las ventajas y desventajas del tratamiento con medicamentos en general, y pasa a analizar los beneficios, limitaciones y posibles efectos secundarios de los medicamentos más usados.

El capítulo VII está destinado a la familia y los amigos de alguien con un trastorno de la ingesta. Usted probablemente sabe que un trastorno semejante causa serios efectos en la vida familiar; este capítulo ofrece algunos consejos para quienes viven con una persona afectada. Ella no es la única que merece ayuda, los grupos de apoyo existen también para los seres queridos, y los mejores programas de terapia insisten en que la familia también participe. Lo principal es resistir la tentación de culparse a usted misma y asegurarse de que tiene acceso a la ayuda que necesita.

¿Dónde encontrar tratamiento y apoyo? En la actualidad existen numerosas organizaciones en todos los países, sobre todo en las grandes ciudades. Muchos de estos grupos disponen de médicos, terapeutas y programas en diversos lugares, algunos grupos también ofrecen literatura, reuniones y teléfonos de consulta gratis o de coste mínimo durante las 24 horas. Incluso, si usted duda en ingresar en un programa de tratamiento formal, hay reuniones de grupo a las que puede asistir anónima y gratuitamente; existen publicaciones que proporcionan información y hacen saber que una no está sola. Para muchas, éste es el primer paso en el esperanzador viaje hacia la recuperación.

Una precisión más acerca de los términos: anorexia nerviosa y bulimia nerviosa son los términos técnicos correctos para estos trastornos. Cuando hablamos informalmente, esos nombres a menudo se reducen a «anorexia» y «bulimia». En este libro, las formas simples o compuestas se utilizarán indistintamente para fines de conveniencia o estilo. En algunos círculos, la bulimia también es llamada «bulimarexia»; algunos médicos consideran que este término añade una confusión innecesaria, y no se usará en este libro.

Una de las mayores diferencias que distinguen la anorexia de la bulimia reside en la buena voluntad de la enferma para buscar ayuda. Si usted lee este libro para informarse acerca de la bulimia, hay posibilidades de que lo haya cogido sin estar preocupada por sus propios hábitos alimentarios. Pero tenga en cuenta que la información sobre la bulimia puede estar dirigida a usted. Por otra parte, es difícil lograr que una persona con anorexia comience una terapia. Si usted lee este libro para informarse acerca de la anorexia, quizá es porque alguien que usted conoce padece la enfermedad. Por consiguiente, en este libro nos referimos a la anoréxica como «la paciente» o «la enferma», y hablamos directamente a aquellos de ustedes que se interesan por ella.

La amplia mayoría de pacientes con trastornos de la ingesta son mujeres, pero estas enfermedades también afectan a un número importante de hombres. Una vez más, para fines de conveniencia o estilo, por lo general nos referiremos a las pacientes, en femenino, pero reconocemos que existen pacientes varones y que su sufrimiento es igual de real. Este libro también es para ellos.

PRIMERA PARTE

LOS PRINCIPALES TRASTORNOS DE LA INGESTA DE COMIDA

I

¿QUÉ ES UN TRASTORNO DE LA INGESTA DE COMIDA?

ANOREXIA NERVIOSA: LA HISTORIA DE JANE

«Esto comenzó cuando yo tenía más o menos quince años, justo estaba empezando el instituto —recuerda Jane, que ahora tiene veinte—. Nos habíamos trasladado a otra ciudad durante el verano, dejando atrás algunas amigas realmente íntimas que había conocido durante toda mi vida. Después de trasladarnos mis padres pasaron la mayor parte del tiempo en lograr instalarse y adaptarse, mi padre al nuevo trabajo que lo había llevado a esa ciudad y mi madre a la nueva casa y el nuevo entorno. Ella también había dejado atrás buenas amigas y una vida social bastante activa, de modo que dedicó mucho tiempo a unirse a las organizaciones y ofrecerse voluntaria para tonterías que le permitieran volver a entrar en el torbellino social.

»Yo nunca he tenido muchas amigas, pero las pocas que tenía eran muy buenas y hacíamos un montón de cosas que echaba de menos —continúa—. El instituto de la ciudad a que nos trasladamos tenía un equipo de fútbol verdaderamente bueno, y ser miembro del equipo de animadoras era realmente lo mejor, una actividad realmente social para las chicas. Pensé que si me unía al equipo podría hacer nuevas amigas y quizá incluso ayudar a mi madre. Quizá ella pudiera conocer a las madres de otras chicas y llegar a entablar amistad con ellas. —Jane, que tiene tez pálida, grandes ojos color marrón oscuro y largo pelo castaño, ríe al recordarlo—. Ahora me doy cuenta de que estaba comportándome como una ingenua, pero en ese momento pensé que, puesto que ser animadora era lo mejor que podían hacer las chicas, entablar amistad con los padres de las animadoras era lo mejor que podía hacer mi madre. De todos modos, traté de formar parte del equipo de animadoras.

»Así pues, me encuentro en un nuevo instituto donde no conozco a nadie, viviendo en una ciudad nueva con mis padres fuera haciendo sus cosas. Me presenté a las pruebas para animadoras, imaginándome que aceptarían a casi cualquiera que pesara menos de noventa kilos y pudiera seguir los ejercicios. No estaba preparada en absoluto para lo que realmente era. Hacerse animadora era verdaderamente competitivo; casi todas las chicas interesadas solían pasar el verano entero sometidas a intensas dietas, poniéndose en forma, a veces tiñéndose el pelo o incluso haciéndose arreglar la nariz, ¡por Dios! Los futbolistas iban detrás de las chicas y flirteaban con ellas, ya sabe, tomándoles el pelo, silbándoles cuando realizaban las pruebas y todo eso.

»Me sentía realmente incómoda. Siempre me había sentido cohibida entre los chicos, y odiaba tener a todos esos tíos populares y presumidos alrededor mirándome con mi traje de gimnasia que me convertía en una tonta. Además, al lado de esas chicas, algunas de las cuales eran realmente hermosas, me sentía gorda, fea y estúpida. Y francamente pensé que estaban haciendo el ridículo exhibiéndose para esos chicos. La verdad es que quería echar a correr y alejarme de allí, pero no tenía valor para hacerlo. Pensé que si lo hacía llamaría más la atención. Me dije: "Levántate, haz lo que tengas que hacer, vete a casa y nunca más te dejes ver en un campo de fútbol." —Jane ríe al recordarlo, luego se pone seria. Baja la mirada mientras recuerda lo que sucedió a continuación.

»Me puse de pie cuando me llamaron y fui hasta el centro del campo, donde todo el mundo estaba de pie. La profesora de gimnasia que dirigía a las animadoras comenzó a hacerme preguntas, pero cuando le estaba respondiendo (¿puede imaginárselo?, lo oí incluso mientras hablaba con la profesora) un chico gritó: "¡Vaya unos muslos!" —En este momento, Jane hace una pausa, esforzándose por contener las lágrimas. Luego, repuesta, continúa su historia.

»Si he de decirle la verdad, no recuerdo qué sucedió después de eso. De alguna manera logré acabar la prueba y por fin pude abandonar el campo. Desde luego, no pasé a formar parte del equipo. Todo lo que recuerdo es que me sentí sola, infeliz, incapaz, humillada y la chica más gorda del mundo. Recuerdo que me dije: "Tienes que estar realmente descomunal si tus muslos llamaron tanto la atención de alguien." Decidí que era el momento de comenzar una dieta seria y volverme realmente delgada. —Fija sus enormes ojos en su compañera y con un suspiro dice—: Así es como comenzó.»

Con esta frase Jane se refiere a una dieta que duró tres años y acabó sólo cuando el médico le dijo (en ese momento pesaba 32 kilos —mide 1,62— y temblaba de frío incluso a una temperatura de 32º) que si no ingresaba en un hospital por su propia voluntad, tendría que ponerla bajo custodia, incluso contra su voluntad, para salvar su vida.

BULIMIA NERVIOSA: LA HISTORIA DE SANDY

«He estado atracándome y vomitando durante años, al menos desde la universidad —recuerda Sandy, que ahora tiene treinta años—. Siempre fui de buen comer, y siempre he tenido ciertos problemas de peso, pero antes de marcharme de casa me las arreglaba para mantenerlo bajo control. Hacía mucho ejercicio, y algunas veces seguía dietas realmente estrictas pero luego volví a lo que yo llamaba comer "normalmente", que para mí podía ser una barra de pan de una vez, medio litro de helado y dos o tres bolsas de patatas fritas. Había ciertas clases de comida que, una vez comenzaba a ingerirlas, simplemente no podía parar. De manera que trataba de mantenerme apartada de esas comidas, hasta que por fin perdía el control y me volvía loca.

»Pero las cosas cambiaron cuando comencé la universidad. Había sido una estudiante sobresaliente en el instituto, algo de lo que me sentía realmente orgullosa. Luego me fui al Este a una universidad de la Ivy League, donde *todos* los chicos habían sido estudiantes sobresalientes en el instituto. De manera que ya no era una estrella. Además, el trabajo en la universidad era duro. El instituto me había resultado fácil, me las arreglaba para obtener buenas calificaciones a la vez que tenía montones de amigos, incluso novios, pero en la universidad tenía que esforzarme para obtener la clase de calificaciones a que estaba acostumbrada, y algunas veces no conseguía obtenerlas. No me encontraba preparada para eso.

»Y luego, por supuesto, estaba la comida. Dicen que la comida de la universidad es mala, pero yo estaba en una universidad en que la comida era bastante buena. —Sandy ríe, tapándose la boca—. Creo que siempre he sabido dónde sirven buena comida. Y como si eso fuera poco, mi universidad tenía un fondo destinado a helados. Unos veinte años atrás, una graduada decidió que todos los estudiantes debían poder tomar un helado cuando les apeteciera, de manera que efectivamente donó un fondo a la universidad para comprar helados. Era el sueño, o la pesadilla, de una bulímica; depende de cómo se mire. Y por supuesto, para colmo de desgracias, había máquinas expendedoras en la residencia y una tienda de comestibles abierta toda la noche sólo a una manzana del campus.

»Simplemente no había manera de resistir todo eso —explica Sandy, cuya figura de 1,67 metros y 59 kilos no da indicios de su lucha con la comida—. Ahora, cuando recuerdo todo eso, pienso que si no hubiera encontrado tan difícil el estudio, si no hubiera tenido tanta nostalgia, si no me hubiera sentido sólo una más de la multitud, con nada especial que me hiciera destacar... ¿quién sabe? Pero entonces me digo que tiene que haber habido otros factores, porque todo el mundo pasa más o menos por lo mismo y sólo conozco a unas pocas personas que hayan hecho lo que yo hice.»

Lo que Sandy hizo fue comer más y más, en episodios que se hicieron cada vez más frecuentes a medida que aumentaban sus sensaciones de estrés.

«Mi hábito de atracón y vómito comenzó cuando una noche fui a la cafetería del campus con una amiga. Asistíamos juntas a una clase y habíamos estudiado para el examen de mitad del trimestre, que sabíamos iba a ser muy difícil. Para colmo de males, ambas íbamos un poco atrasadas en esa clase. De manera que nos sentíamos muy nerviosas.

»Estudiamos durante un par de horas y luego decidimos tomar algo en la cafetería del campus antes de que cerrara. Ya habíamos cenado.

»Cuando me senté y leí el menú comencé a sentir hambre. *Todo* el menú parecía bueno... podría haberme comido todas esas estúpidas cosas. Le dije a mi amiga: "Siento realmente hambre, ¿sabes? Voy a tomar una hamburguesa con queso, patatas fritas y un batido de chocolate. Y una porción de aros de cebolla." Francine soltó una risita tonta y dijo: "Eso suena muy bien. Yo tomaré lo mismo." De manera que pedimos dos de todo.

»Bueno, nos sentíamos como cómplices de un crimen. Seguimos riéndonos tontamente y diciendo: "No puedo creer que esté haciendo esto», «Mañana tendré que privarme de comer", "Me siento tan llena, me estoy poniendo enferma", pero seguíamos comiendo. Se convirtió en una especie de juego. Cuando acabamos, y créame que acabamos con todo, Francine me miró y dijo: "Lleguemos al límite, pidamos una pizza." Bueno, yo simplemente me eché a reír, pero después dije: "Claro, por qué no." No puedo hablar por ella, pero yo sabía lo que me estaba sucediendo... sabía que estaba comiendo de esa manera porque me sentía absolutamente estresada. —Sandy, que un momento antes había estado riendo de sus recuerdos, se pone muy seria—. Recuerdo el sentimiento con toda exactitud, aunque es muy difícil expresarlo con palabras. Ahora me parece estúpido, pero en ese momento pensé que había algo pintoresco, casi romántico en hacer algo autodestructivo porque era desdichada. Ya sabe, como todos esos escritores y actores que se vuelven alcohólicos. Cuando estuve de acuerdo en tomar esa pizza, recuerdo que pensé: "Qué diablos, sólo se vive una vez. Sé escandalosa." De modo que lo hice.

»Bueno, después de la pizza pedimos helados con chocolate caliente. Cuando los terminamos, la cafetería estaba cerrando. Mientras nos levantábamos de nuestras sillas, Francine y yo nos miramos. No dijimos una palabra, pero soltamos la risa. Salimos y comenzamos a caminar en dirección a la tienda de comestibles abierta toda la noche. Nos habíamos leído el pensamiento.

»Me llevaría otras dos horas decirle todo lo que comimos esa noche —dijo Sandy con una sonrisa irónica, cubriéndose de nuevo la boca—. Nos llevamos la comida a la habitación de Francine y, cuando acabamos con ella, nos dirigimos a las máquinas expendedoras. Comimos hasta el amanecer.

»Nunca en mi vida me sentí tan mal. Me parecía estar embarazada, llevando un bebé de cuarenta kilos en mi vientre, lo que no estaba demasiado lejos de la verdad. También me sentí grasienta, sucia, como si toda la grasa de la comida rezumara por mis poros. Sé lo disparatado que parece todo esto, pero había algo alentador en la manera en que me dolía el estómago. Centré toda mi atención en lo llena que estaba, en lo mal que me sentía, y eso hizo que dejara de preocuparme por el examen.

»Le dije a Francine: "Dios, me siento mal. No voy a comer durante una semana. Apuesta a que he aumentado nueve kilos esta noche." Y ella dijo: "No tienes que hacerlo. Si vomitas toda esa comida ahora, antes de que esté digerida, tu cuerpo no absorberá la mayor parte de esas calorías."

»No podía creer lo que oía. ¿Cómo era posible no aumentar de peso después de haber ingerido al menos cinco mil calorías? Ya ve, yo era muy ingenua... no tenía idea de qué hablaba Francine. Tuvo que explicármelo de manera sencilla. "Mira, lo he hecho antes. Cojo un cepillo de dientes o algo y me lo meto en la garganta, y vomito toda la comida. Sé que suena bastante asqueroso, pero al menos de esa manera puedo comer y no engordar. Pienso que también te ayudará a sentirte mejor." Pensé en lo que acababa de decirme. Francamente me sentía tan mal que la idea de vomitar me pareció un alivio. Y si podía comer todo eso y aún así no engordar... Decidí probarlo.

»Bien, cuando acabé y volví a mi habitación, apenas tuve tiempo para una ducha rápida antes de mi primera clase. Me sentía tan avergonzada y desconcertada, todo el episodio me parecía repugnante, por no mencionar el dinero que había gastado en la comida, y traté de evitar hablar con alguien durante el resto del día. Sólo quería volver a mi habitación y esconderme. Traté de no pensar en eso. Al día siguiente me sentí un poco mejor, y al otro día ya casi era capaz de encontrar un poco de humor en toda esa historia. De hecho, empezaba a recordar la experiencia como una especie de diversión. Y recordé toda aquella comida, aquel helado con chocolate caliente, aquella hamburguesa con queso... pero entonces pensé: "Si lo haces de nuevo te convertirás en un globo, aunque vomites hasta las tripas." De hecho, estaba segura de que había aumentado de peso desde el primer atracón. De manera que me pesé, suponiendo que eso me ayudaría a mantenerme en línea. Imagine mi sorpresa cuando la balanza me reveló que pesaba 900 gramos *menos* que antes del atracón.

»Me sentí como si hubiera descubierto el secreto más grande del mundo. Había descubierto una manera de comer sin freno todas esas cosas a las que siempre me costaba resistirme, y aún así no aumentar de peso. De inmediato pensé en lo que había para comer aquella noche. No podía esperar a que acabara el día. Primero fui a la cafetería y tomé una ensalada, e impresioné a todo el mundo con lo «bien» que lo estaba pasando. Después de cenar fui a esa pequeña tienda de alimentación. Lo racionalicé diciéndome: «Has trabajado muy duro, está bien que ahora te des un gusto.» Imaginé que me llevaría la comida a mi habitación de la residencia y la tomaría mientras estudiaba.

»Bueno, para resumir la historia, empecé a vivir para los atracones —recuerda Sandy con un suspiro—. No ocurrió de la noche a la mañana, por supuesto. Pasé esa semana de exámenes atracándome y vomitando un par de veces más, pero pensaba con ilusión en esos atracones. Y, por algún milagro, me las arreglé para que mis estudios resultaran completamente decentes, aunque al mismo tiempo estaba furiosa conmigo misma por no mantener el promedio de sobresaliente que había tenido en el instituto. Después de los exámenes la presión se aligeró un poco, y el atracón y la purga retrocedieron a un segundo plano. Volví a mi patrón normal de comer como una cerda, nada que ver con esos atracones, por supuesto, y luego observar dieta o hacer ejercicio o ambas cosas. Pero habiendo hecho lo del atracón-purga una vez, me resultó más fácil volver a hacerlo la vez siguiente que estuve estresada, y cada vez lo hacía más a menudo y los episodios duraban más, hasta que estuve atracándome y purgándome al menos una vez al día, todos los días, sin pensar en absoluto en lo que estaba ocurriendo con mi vida. Me despertaba por la mañana e inmediatamente pensaba en qué iba a comer.»

Después de dos años de terapia, Sandy aún lucha con la tentación del atracón y purga. Ocasionalmente se lo permite, pero ni con mucho tan a menudo como solía. No obstante, arrastra una herencia de esos años de dolor. Cuando se le pregunta por qué se cubre la boca cuando ríe o sonríe, esboza una sonrisa y revela los dientes manchados, corroídos a causa de los años de contacto con el ácido estomacal que ha vomitado.

INGESTA DE COMIDA COMPULSIVA: LA HISTORIA DE MARGIE

«Pienso que todavía hay una parte de mí que cree que cualquier problema se puede mejorar al menos en parte con un *banana split* —dice Margie, una mujer rolliza de 35 años—. He sido gordinflona toda mi vida. He probado todas las dietas: ayuno, proteínas líquidas, vinagre de lecitina de quelpo, la de Scarsdale, la de Beverly Hills y un largo etcétera. Y me fue bastante bien con la pérdida de peso. He perdido de 18 a 22 kilos en pocos meses con algunas de esas dietas. El problema es que siempre los recupero, y a veces más.

»Procedo de una familia de gordos —admite—. Fui una niña gorda y una adolescente gorda. En la escuela solían mofarse de mí todo el tiempo por ser gorda. Odiaba eso. Me sentía desdichada. Cuando era más joven, a veces decidía comenzar una dieta, incluso quizá observarla durante un par de días, pero entonces me encaprichaba con alguna comida prohibida y mi fuerza de voluntad se evaporaba.

»Sé que ahora la gente dice que la obesidad puede ser genética. Quizá sea en parte verdad en mi caso, pues mis padres son gordos. Pero pienso que hay algo más. Cuando estaba en el último curso del instituto, me enamoré perdidamente de mi profesor de arte... de hecho la mayor parte de las chicas de mi clase estaban enamoradas de él, porque era joven, a la moda y muy guapo. Y había algunas chicas realmente bonitas que solían ir detrás de él todo el tiempo, tratando de llamar su atención. Era un hombre amable y trataba de no tener favoritas, pero ¿qué ego no se sentiría adulado por todo eso? Yo me sentía la chica gorda y horrible de la clase, y era demasiado tímida como para hablarle, aunque me habría encantado que se fijara en mí.

»De todos modos, un día estaba realmente enojada conmigo misma por algo (no recuerdo qué era, simplemente estaba de mal humor por alguna razón). La clase de arte fue la última de ese día, y recuerdo que mientras me dirigía a casa caminando pensaba en lo guapo que era Mr. Barrett y qué estúpida era yo por haberme enamorado de él. Llegué a casa. No había nadie. Me dirigí a la cocina, como de costumbre, y saqué medio litro de helado del congelador. Mientras lo ponía en un plato, pensé: "Adelante, conviértete realmente en una criatura horrible. Entonces Mr. Barrett nunca se fijará en ti."

»Bien, en ese preciso instante comprendí qué estaba haciendo. Estaba utilizando la comida, o mi peso, como una manera de ocultarme... no estaba segura de por qué o a raíz de qué, pero comiendo de manera compulsiva y engordando no tenía que salir y competir con las otras chicas.

»Estaba estupefacta. Dejé la cuchara y pensé en la intuición que había tenido un segundo antes. Y entonces —ríe— cogí de nuevo la cuchara y empecé a comer. Por muy brillante que mi intuición pudiera haber sido, no impidió que me atiborrara de helado.

»Supongo que simplemente me encanta comer —admite—. Ahora ni siquiera estoy segura de cuándo tengo hambre. Miro el reloj y si marca las seis digo: "Bueno, hora de cenar." Pienso en comida todo el tiempo. Si sé que hay helado o galletas o bombones en la nevera, no puedo dejarlos hasta que los acabo. Si me sucede algo importante, como comprometerme con alguien o que me asciendan en el trabajo, voy a casa y como para celebrarlo. Si me sucede algo horrible, por ejemplo que alguien me dispare o divorciarme, como para consolarme. La única manera en que podría mantenerme alejada de las comidas que engordan es someterme a una dieta estricta y renunciar por completo a las cosas que me gustan. Aún así no puedo dejar de pensar en bombones, dulces, chocolates. Además, pienso más en todas esas cosas cuando no las como que cuando las como. Y, como he dicho, puedo estar a dieta durante un tiempo, pero luego vuelvo a comer como es mi costumbre, y recupero todo el peso. Así que paso por esas privaciones para nada, pero lo sigo intentando. Odio cómo soy. Quiero ser delgada. —Margie sofoca una risita, pero su mirada es triste—. ¿Lo ve? Me resulta gracioso estar hablando de estas cosas, y estoy impaciente por llegar a casa y comer.»

Margie tenía razón cuando dijo que la obesidad era genética. De hecho, la gente engorda por muchas razones, de las cuales la comida excesiva es sólo una. No obstante, es su desesperación respecto de su peso y los intentos que ha hecho por adelgazar los que constituyen la esencia de su problema con la comida.

¿QUÉ ES UN TRASTORNO DE LA INGESTA DE LA COMIDA?

Es evidente que Jane, Sandy y Margie tienen un trastorno de la ingesta, caracterizado por una relación impropia con la comida, o una grave desviación de los hábitos alimentarios. Pero estos trastornos tienen repercusiones que llegan más allá de la conducta de la ingesta. Afectan la salud física y el bienestar emocional de la paciente, y también perjudican su desempeño social y profesional; en resumen, ningún aspecto de una vida normal sale ileso cuando se padece un trastorno de la ingesta. Sandy, por ejemplo, finalmente dejó la universidad a causa de que llegó a obsesionarse por sus atracones. Jane llegó a sentirse tan cansada y débil que dejó de participar en toda actividad que no tuviera relación con el instituto o con perder peso. Y Margie odia su trabajo, pero no quiere buscar uno nuevo porque teme que la rechacen a causa de su gordura. Otras personas pueden resultar afectadas de maneras más o menos graves. Pero ¿hay alguna mujer en Estados Unidos que tenga más de diez años de edad que no haya tenido una ocasión de deprimirse, aunque sólo por un instante, al pensar: «No me veo lo suficientemente bien. Estoy demasiado gorda. Esa mujer de ahí tiene mejor aspecto»? De hecho, es característico de estas pacientes abrigar expectativas irreales acerca de su peso ideal o de su habilidad para mantenerlo. ¿Significa esto que *toda* mujer que siente una punzada de desconfianza de sí misma al sentirse gorda, o que le gustaría ser más delgada de lo que es, padece un trastorno de la ingesta? Por supuesto que no, pero esos sentimientos están tan extendidos que dan un indicio de por qué estos trastornos pueden prosperar.

Lo que también es evidente respecto de Jane, Sandy y Margie es que cada mujer es diferente y cada una padece un trastorno diferente. Los capítulos siguientes examinarán en detalle las diferencias entre los principales trastornos de la ingesta, y también las características que comparten.

Rasgos comunes a los principales trastornos de la ingesta de comida

1. Preocupación extrema por el aspecto, la imagen corporal o el tamaño corporal. «Siempre he querido ser la mujer más atractiva de la residencia —recuerda Sandy—. Cualquier cosa que hiciera, siempre mi aspecto estaba primero. Por supuesto, finalmente llegó un momento en que comenzaba a planear mi próximo atracón en cuanto me levantaba por la mañana, y luego el hecho de cuánto me llevaría vomitarlo todo para no engordar.» Esto es característico del segundo rasgo.

2. Exagerado temor a engordar. «En el peor de los casos, sólo me permitía dos hojas de lechuga con una cucharadita de ketchup para almorzar —recuerda Jane—. Lo medía todo muy cuidadosamente. Estaba convencida de que recuperaría todo mi peso de la noche a la mañana. Si pensaba que por alguna razón había comido demasiado a pesar de mis esfuerzos, ese día hacía una hora de ejercicio extra.»

3. Exageración del tamaño y los defectos corporales. «Algunas veces, cuando salgo de la ducha, me miro en el espejo y simplemente me odio —admite Margie—. Pienso: "Gorda asquerosa, eres enorme." Todo lo que veo es una barriga grande y gorda, un trasero grande, muslos enormes, celulitis por todas partes.»

4. Creciente rigidez de pensamiento y abandono de las actividades normales. Los trastornos de la ingesta pueden persistir durante años. Cuanto más temprano comienzan y cuanto mayor es su duración, más aislada se vuelve la enferma a medida que se repliega en el pequeño mundo de rituales y obsesiones que desarrolla con respecto a la comida. En los casos más graves, la paciente puede llenar sus días nada más que con pensamientos y proyectos acerca de la comida: la próxima comida, el próximo atracón, la próxima tanda de ejercicios. A la larga, puede configurar toda su personalidad basándose en el trastorno que padece, al sentirse especial y única sólo porque es capaz de pasar tanto sin comer, o atracarse pero seguir siendo delgada porque vomita. En esos casos un terapeuta debe ayudar a la paciente a intensificar otras facetas de su personalidad y, a partir de éstas, desarrollar una personalidad más fuerte, para mitigar el dominio que el trastorno de la ingesta ejerce sobre su vida.

INCIDENCIA DE LOS TRASTORNOS DE LA INGESTA DE COMIDA

De acuerdo con las estimaciones del Instituto Nacional de Salud Mental, los trastornos de la ingesta de comida aquejan de 710.000 a 1.420.000 personas. No obstante, otras estimaciones señalan una cifra más elevada que ésta; como se ha indicado en la introducción, algunos expertos consideran que unos ocho millones de estadounidenses padecen trastornos de la ingesta, sobre todo si también se toma en cuenta la ingesta compulsiva. Se cree que las bulímicas doblan en número a las anoréxicas. Encuestas recientes indican que la incidencia de la anorexia nerviosa oscila del 1 por ciento al 1 por ochocientos entre chicas de once a dieciocho años, en tanto que en un estudio de estudiantes de primer año de la universidad, el 4,5 por ciento de las mujeres y el 0,4 por ciento de los hombres reúnen los criterios de diagnóstico de bulimia nerviosa. En total, se considera que una de cada diez adolescentes están en peligro de padecer un trastorno de la ingesta de comida. Las mujeres y muchachas blancas de buena posición económica constituyen del 80 al 95 por ciento de las pacientes, pero los médicos están tratando un creciente número de pacientes negras e hispanas de estratos sociales menos pudientes.

Entre las personas que padecen trastornos de la ingesta, alrededor del 5 por ciento —es decir, una de cada veinte pacientes— se recuperarán espontáneamente con el tiempo, sin tratamiento en absoluto. Por desgracia, alrededor del 6 por ciento morirán de inanición, paro cardíaco u otras complicaciones fisiológicas derivadas de los trastornos de la ingesta. No obstante, los métodos actuales de tratamiento ayudan a la amplia mayoría de las pacientes.

Trastornos de la ingesta en los hombres

Puesto que las mujeres constituyen la amplia mayoría de personas que desarrollan estos trastornos, es fácil acostumbrarse a hacer referencia a «la» paciente. No obstante, de hecho, del 5 al 20 por ciento de los pacientes de trastornos de la ingesta son hombres. De acuerdo con los conocimientos actualmente disponibles, los hombres que los padecen tienden a contraerlos a edad más temprana que las mujeres, pero con frecuencia hay una historia de trastornos de la ingesta en la familia, como se encuentra en las mujeres que desarrollan estas enfermedades. Quizá la diferencia más importante es el historial de los hombres que padecen estos trastornos: tienden a proceder de familias de la clase obrera, mientras que las pacientes mujeres por lo general proceden de familias acomodadas.

TRASTORNOS DE LA INGESTA INUSUALES

En este libro, el término «trastornos de la ingesta de comida» hace referencia a la anorexia, la bulimia y la ingesta compulsiva. No obstante, hay otros tipos de trastornos, muchos de los cuales son sumamente raros.

Trastornos de la ingesta no específicos

Son trastornos en los cuales alguien tiene una relación alterada con la comida, pero no reúne los criterios de diagnóstico estrictos para la anorexia o la bulimia (analizados en los capítulos I y II). Por ejemplo, una mujer que mantiene un peso normal y no se atraca, pero de todos modos algunas veces vomita debido a un temor irracional a engordar, padece un trastorno de la ingesta no específico.

Asimismo, las personas que reúnen la mayor parte de los síntomas de diagnóstico para la bulimia pero se atracan menos frecuentemente, o que padecen de anorexia aunque todavía menstrúan, padecen trastornos de la ingesta no específicos.

Trastornos de la ingesta de comida asociados a otros problemas

Estos trastornos también pueden acompañar a otros trastornos psicológicos o psiquiátricos como depresión, esquizofrenia o trastorno obsesivo-compulsivo. Un cambio de peso es, de hecho, un síntoma de diagnóstico de depresión, porque algunas pacientes llegan a estar tan deprimidas que simplemente no quieren comer. Por otra parte, tampoco es inusual encontrar pacientes que comen excesivamente debido a la depresión y aumentan de peso. Las pacientes esquizofrénicas pueden desarrollar extraños hábitos de comida que reflejan la deformación general de la realidad que caracteriza la esquizofrenia. Por ejemplo, una esquizofrénica paranoide puede llegar a sentir temor a comer si piensa que la gente trata de envenenarla. Y las personas con trastornos obsesivos-compulsivos pueden negarse a comer porque están ensimismadas en repetir toda clase de rituales que sirven para mantener a raya los pensamientos penosos. Lo que sitúa a estas pacientes al margen de las que se estudian en este libro es que carecen del temor exagerado a engordar, característica de las personas que sufren anorexia o bulimia o, en menor medida, aquellas que comen en exceso de manera compulsiva.

Pica

Las personas con el raro trastorno de la ingesta conocido como pica, consumen sustancias no nutritivas y que incluso pueden resultar sumamente peligrosas, como pintura, bramante, insectos, e incluso excrementos de animales. Poco se sabe acerca del tratamiento o el desarrollo de la pica, excepto que se presenta con mayor frecuencia en los niños.

CONCLUSIÓN

Probablemente usted ya ha adivinado que las personas que padecen trastornos de la ingesta presentan algunas características en común: una pobre autoestima, conceden una importancia excesiva al aspecto y al agradar a los demás y sienten un temor exagerado a engordar. Igualmente importantes son las diferencias entre cada trastorno, diferencias que serán analizadas en los tres capítulos siguientes. Sin embargo, mencionaremos que pese a que la anorexia y la bulimia son dos trastornos independientes, hay alguna superposición entre ellas. En efecto, no es inusual que alguien padezca ambos trastornos simultáneamente, o que desarrolle uno primero y luego el otro. También cabe que la persona por la que usted se preocupa no encaje con claridad en categoría alguna: quizá se priva de comida, pero ocasionalmente también se atraca y vomita. O puede que no vomite después de un atracón, pero hace ejercicio hasta el punto de quedar agotada durante unos días.

Todo esto significa que cada paciente es única, a pesar de los elementos que comparte con otras que también sufren un trastorno de la ingesta. Como se verá, la recuperación implica enseñar a cada paciente a quererse a sí misma *porque* ella es especial y única, no porque es delgada.

II

ANORExIA NERVIOSA

LAS SEÑALES DE ALARMA DE LA ANOREXIA NERVIOSA

Usted probablemente conoce la característica más distintiva de la anorexia nerviosa: privarse de comida a causa de un temor irracional a engordar. De hecho, si usted está leyendo este libro, el motivo más probable es que sospecha que alguien que usted conoce —una hermana, una hija, una amiga íntima— puede estar desarrollando anorexia nerviosa. Quizá usted incluso haya tratado de hablar con ella sobre la cuestión, sólo para ser rechazado con respuestas como «No pasa nada», «Me gusta el aspecto que tengo» o, en el peor de los casos, «Ocúpate de tus asuntos». De hecho, después de la privación de comida, la negación es una de las características más importantes de la anorexia; la gente que padece esta enfermedad realmente no cree que les está pasando algo malo. No sólo se resisten a los esfuerzos de otras personas por ayudarlas, sino que toman a mal la intromisión. La resistencia puede ser tan persuasiva que usted empiece a pensar: «¿Estoy reaccionando de manera exagerada ante esto? Quizá ella realmente está bien... quizá sólo es una mala etapa que está atravesando.» Estos pensamientos son más reconfortantes que observar cómo alguien que usted quiere se priva de comida, pero ¡cuidado! Los trastornos de la ingesta son tanto más difíciles de tratar cuanto más tiempo transcurra sin abordarlos. Si usted no está seguro de sus sospechas, busque algunas de estas señales de alarma:

Su amiga come como si estuviera a dieta, a pesar de que ya está muy delgada. Si parece que está siempre vigilando los platos o las calorías, saltándose las comidas, o simplemente cortando la comida en trocitos pequeños y moviéndolos de un lado a otro en el plato, o haciendo demasiado ejercicio, puede estar camino de la anorexia. Vomitar después de las comidas o abusar de los laxantes o diuréticos son otras señales de peligro, aunque, por supuesto, éstas son más difíciles de confirmar. Pero si encaja en otros aspectos de la descripción y con frecuencia acude al baño inmediatamente después de comer, sospeche.

Suele usar ropas muy holgadas o demasiado grandes. Una de las razones de que la anorexia a menudo persista durante años es que las pacientes se vuelven expertas en esconder su condición. Una de las maneras para conseguirlo es usar ropas que ocultan el cuerpo. A menudo las amigas o los miembros de la familia no se dan cuenta de lo delgada que la paciente está hasta que la ven en ropa interior o leotardos.

Está preocupada por el peso, por seguir dietas y por la figura, y exagera la importancia que estos factores tienen en su vida. En Estados Unidos las adolescentes suelen preocuparse por su aspecto y su peso e intentan observar diferentes dietas y ejercicios. Pero *no es* normal que esto se convierta en el centro de atención de la vida de alguien. Si su amiga se dedica constantemente a andar con paso ligero hasta el cine o el centro comercial porque tiene que hacer ejercicio, o ya no quiere comer fuera porque tiene miedo de todas las cosas que hacen engordar demasiado, atención. Recuerde, no obstante, que todo es cuestión de grados; una cosa es negarse a ir a MacDonald's durante un corto período porque usted está a dieta, otra distinta es negar por completo su vida social debido a un deseo irracional de ser delgada.

Experimenta cambios de personalidad. Muchos terapeutas admiten libremente que puede resultar muy difícil sentir cariño hacia las mujeres anoréxicas. Reservadas, desconfiadas, nada serviciales, protegen celosamente sus rituales de ingesta y desaniman a cualquiera que trate de ayudarlas. Estas características no se desarrollan de la noche a la mañana, por lo general son típicas de una anorexia ya bastante establecida. No obstante, si alguien que usted conoce comienza a mostrarse más aislada y encerrada en sí misma a lo largo de varios meses, o parece triste, enojada e irritable y tiene algunos de los síntomas descritos antes, puede estar desarrollando anorexia nerviosa.

Experimenta vértigos, desmayo, pérdida de conocimiento y dificultad para concentrarse. Éstos son los síntomas de inanición incipiente.

DIAGNÓSTICO DE LA ANOREXIA NERVIOSA

Para guiar a los médicos en el momento de hacer el diagnóstico, la Asociación Psiquiátrica Estadounidense ha establecido los siguientes criterios de diagnóstico de la anorexia nerviosa.

1. Negativa a mantener el peso corporal por encima de un peso normal mínimo para edad y altura, por ejemplo, pérdida de peso dirigida a mantener el peso un 15 por ciento por debajo del esperado; o dejar de aumentar tanto peso como se esperaba durante un período de crecimiento. Así, si el peso normal de una mujer es de 59 kilos, alcanzará el límite peligroso cuando pese unos 50 kilos.

2. Intenso temor a aumentar de peso o engordar, aunque tenga peso insuficiente.

3. Percepción distorsionada del peso, tamaño o figura de su cuerpo; por ejemplo, dice «sentirse gorda» incluso cuando es evidente lo contrario. Jane, de 1,62 metros y 34 kilos, acostumbraba mirarse al espejo y quejarse de que su estómago estaba demasiado gordo.

4. En las mujeres, la ausencia de al menos tres ciclos menstruales consecutivos.

Gracias a estos criterios, el diagnóstico de la anorexia nerviosa debería ser relativamente fácil. Los médicos saben que alguien que presenta todos los síntomas antes descritos incuestionablemente tiene anorexia nerviosa y debe ser tratada como tal. Pero ¿cómo saber si todos esos síntomas existen? Una anoréxica puede mentir, por ejemplo, acerca de la frecuencia de sus períodos menstruales. Debido a esto, deben tenerse presente otras características que indican anorexia:

- La ausencia de otro trastorno físico o psiquiátrico que pudiera justificar la pérdida de peso o la negativa a comer.
- Comienzo del trastorno antes de los 25 años de edad. Hay casos de anorexia nerviosa en mujeres mayores de 25 años. No obstante la amplia mayoría de las mujeres desarrollan la enfermedad cuando son adolescentes. Jane, mencionada en el capítulo I, tenía 15 años cuando se volvió anoréxica.
- La presencia de al menos dos síntomas fisiológicos asociados a la anorexia nerviosa. Estos síntomas están descritos en la sección siguiente.

• Abuso de laxantes, diuréticos o píldoras de dieta de venta libre. Las mujeres anoréxicas a menudo recurren a estos productos en su celo por perder peso. No es inusual para ellos tomar hasta cuarenta laxantes al día y, en casos extremos, algunos han admitido tomar trescientos laxantes *en un día*. Los síntomas de abuso de laxantes incluyen dolor abdominal que produce cólicos, inflamación anal e incontinencia fecal (incapacidad para controlar las evacuaciones de los intestinos). Por otra parte, un prolongado abuso de laxantes a la larga puede conducir a la dependencia de ellos, porque la paciente descubre que no puede evacuar sus intestinos sin usar laxantes.

• Hacer ejercicio de manera excesiva. Las mujeres anoréxicas realizan cinco o seis horas de ejercicio al día —natación, *footing*, danza—; cuanto más agotador, mejor. Uno de los desafíos a que se enfrentan las personas que tratan pacientes anoréxicas en hospitales es impedir que hagan ejercicio a escondidas.

• Osteoporosis. Las anoréxicas corren un riesgo mayor de perder masa ósea, un estado conocido como osteoporosis. La osteoporosis vuelve los huesos frágiles y más vulnerables a las fracturas, y en las personas mayores puede conducir a graves fracturas de cadera y deterioro de la columna vertebral. Los médicos creen que hay varias razones para que la osteoporosis se desarrolle en las anoréxicas: disminuidos niveles de la hormona estrógeno, importante para el mantenimiento de huesos sanos; acrecentados niveles de otra hormona, cortisol; e ingestas inferiores de calcio, vitamina D y proteínas, como resultado de la autoinanición.

En general, usted puede estar absolutamente seguro de que su amiga tiene anorexia nerviosa si observa las siguientes tres señales de alarma constantes y esenciales:

1. Peso corporal anormalmente bajo.

2. Mantenimiento deliberado de ese peso corporal mediante dieta, ejercicio, abuso de laxantes o diuréticos, o una combinación de los tres.

3. Síntomas físicos de inanición.

Síntomas de inanición

Cuando las personas no comen lo suficiente para mantener un peso saludable, ya sea deliberadamente o debido a circunstancias fuera de su control, desarrollan ciertos síntomas. Los síntomas psicológicos de inanición influyen en el tratamiento de la anorexia nerviosa y serán tratados más adelante en este capítulo. Los síntomas físicos de inanición incluyen:

- Piel fría, algunas veces con tonalidad azulada. Llamada hipotermia, esta afección es en parte resultado de la pérdida de tanta grasa corporal, la cual actúa como aislante. La paciente siente frío todo el tiempo, incluso durante el verano.
- Dolor al sentarse. La paciente ha perdido tanta grasa que ya no hay almohadilla natural por encima de los huesos.
- El desarrollo de vello muy fino por todo el cuerpo, afección conocida como lanugo. Nadie sabe por qué se produce el lanugo, pero es común entre las anoréxicas y algunas veces va acompañado de caída de cabello.
- Hipotensión, o presión anormalmente baja, probablemente debida al debilitamiento de la actividad del corazón.
- Un corazón debilitado y los cambios hormonales asociados a la anorexia también conducen a un latido del corazón anormalmente lento, o bradicardia.
- Estreñimiento lo bastante grave para causar dolor abdominal. Algunas veces una paciente no relaciona el do-

lor y el estreñimiento con el hecho de que no está comiendo lo suficiente, de manera que acude a un médico que entonces puede ser capaz de determinar la verdadera razón de su malestar.

• Problemas con la deglución, posiblemente porque la inanición provoca un mal funcionamiento del tracto gastrointestinal.

• Indigestión después de la escasa comida que consume, posiblemente también debido a la función gastrointestinal deteriorada.

• Edema, o retención anormal de agua. Una de las funciones que la proteína realiza en el cuerpo es mantener un equilibrio de agua normal en los vasos sanguíneos, de manera que cuando alguien se ve privado de comida o falto de proteína, algo de esa agua puede pasar al tejido, lo que produce un aspecto hinchado. El edema es bastante común entre las personas privadas de comida, pero algunos expertos creen que entre las anoréxicas no se produce tan frecuentemente como cabría esperar.

• Sensación de debilidad o cansancio, quizá porque el cuerpo no está recibiendo el combustible necesario.

• Anemia debida a la ingesta insuficiente de hierro y proteínas.

• Intensidad metabólica disminuida, una respuesta de adaptación a la inanición que permite al cuerpo minimizar sus necesidades de combustible.

• Problemas de sueño, muy probablemente debidos al hambre así como a otros factores que aún no han sido identificados.

• Anormalidades hormonales. La señal más evidente de esto es la ausencia de los períodos menstruales, una afección conocida como amenorrea. Las mujeres normalmente necesitan del 18 al 22 por ciento de grasa corporal para el funcionamiento menstrual normal (el término medio es del 25 por ciento); por debajo de éste, la menstruación se detiene. Ésta es la causa de que la amenorrea sea común entre las atletas y las bailarinas de ballet, así como en las mujeres que se privan de comida. Se considera que un nivel disminuido de estrógeno, una de las hormonas que regulan la función reproductora, es uno de los factores que contribuyen a la más elevada incidencia de osteoporosis en estos grupos de mujeres. Aún más interesante respecto de las anoréxicas, no obstante, es que algunas pacientes experimentan amenorrea *antes* de perder una importante cantidad de peso, lo que plantea preguntas acerca del papel de la alteración hormonal en el origen de la enfermedad.

Características psicológicas de la anorexia nerviosa

Junto con las consecuencias físicas de la inanición, la anorexia nerviosa tiene inequívocas características psicológicas. La mayoría de las anoréxicas percibe una imagen corporal distorsionada; es decir, se ven demasiado gordas sin hacer caso de lo escuálido que sea su aspecto. De hecho, la preocupación por el aspecto, el tamaño del cuerpo, el sentirse gorda o creer que ciertas partes del cuerpo están demasiado gordas, son rasgos distintivos de la enfermedad. Sin embargo, algunos expertos consideran que no todas las personas con anorexia (o bulimia) exageran el tamaño de su cuerpo. Ciertos estudios indican que esas pacientes se ven de manera correcta, pero están convencidas de que su aspecto todavía es inaceptablemente gordo. La diferencia es sutil pero importante: las percepciones de las pacientes pueden ser correctas, pero sus sentimientos u opiniones acerca de esas percepciones son inapropiadas. Estos descubrimientos han conducido a muchos expertos a revisar sus opiniones acerca de los componentes psicológicos de la anorexia nerviosa y el enfoque correcto del tratamiento. Están comprendiendo que una de las características más importantes de la anorexia no es, como antes se pensaba, la incorrecta percepción de la paciente sobre sí misma, sino un temor irracional a llegar a estar gorda y la decisión de mantener un peso corporal mórbidamente bajo a cualquier precio.

Si usted vive con una anoréxica, puede pensar que su conducta resulta rara, incluso extraña. No obstante, en realidad estas actividades no son tan inusuales entre las personas que experimentan inanición. En su intento por controlar cada caloría que ingiere y gasta, puede preferir comer a solas, a menudo a horas extrañas y de manera ritual. Y aunque se encuentre obsesionada por estar delgada y aterrorizada de estar gorda, la anoréxica también se preocupa por la comida, por comer y por cocinar. Puede hablar de esto con exclusión de todo lo demás, puede estar absorta en el estudio de libros de cocina y revistas culinarias, puede incluso hacer la compra y cocinar para toda la familia... pero luego se niega a comer. De hecho, la palabra «anorexia» en griego significa falta de apetito, pero la verdad es que las pacientes anoréxicas sienten hambre.

Entonces ¿por qué persisten en su conducta? Los relatos de ex pacientes en vías de recuperación pueden proporcionar el mejor indicio. «Ahora parece malsano; pero entonces, cuanto más peso perdía mejor me sentía —recuerda Jane—. Me permitía tal vez una manzana y tres galletas de agua para almorzar. Aumentaba las apuestas conmigo misma: mira si puedes pasar con la manzana y dos galletas de agua, o simplemente la manzana y nada más. Cuanto menos comía, más especial y poderosa me sentía. Estaba hambrienta, de acuerdo, aunque hubiera preferido morirme antes que admitirlo... casi morí de verdad antes de admitirlo —afirma con una sonrisa irónica—. Pero medía mi éxito por esa sensación de hambre, de vacío. Si me iba a la cama con hambre todas las noches, sabía que estaba haciéndolo bien.» Los sentimientos de Jane tipifican los de muchas anoréxicas, que obtienen gratificación al perder peso y rechazan la comida a pesar de sentir hambre.

Hay más, por supuesto. Hoy en día la mayoría de expertos está de acuerdo en que la anorexia con frecuencia surge en un momento decisivo de la vida de la paciente. En el caso de Jane, coincidió con el traslado a una ciudad nueva y el comienzo del instituto; para otras pacientes el desencadenante puede ser el primer período menstrual o, en pacientes mayores, casarse o tener un niño. En todos estos ejemplos, el acontecimiento crucial señala la inminente adultez de la joven y la independencia que la sociedad espera que ella logre. A medida que se vuelve más delgada y más débil, la anoréxica requiere más atención de quienes la rodean, y ya no tiene que preocuparse por salir sola.

Asimismo, la anorexia nerviosa supone un pedido a gritos de atención y, paradójicamente, mayor control sobre la propia vida. Esta enfermedad por lo general se produce en muchachas que han sido buenas estudiantes y niñas modelo, que nunca han causado el menor problema a sus padres. A menudo los padres han tomado las decisiones más importantes de la niña en lugar de ella, y puede no haber aprendido a expresar sus propios deseos o necesidades. Así, la atención centrada en ella durante las discusiones acerca del comer y la comida, y la preocupación de sus padres respecto de su extraña conducta, quizá es la mayor atención que la enferma ha recibido en mucho tiempo, y su peculiar manera de enfocar la cuestión de la comida puede ser la única forma de control que puede ejercer respecto de cualquier aspecto de su vida.

Con el enfoque de un psicólogo clínico, puede decirse que la anorexia nerviosa satisface varias necesidades conflictivas de la paciente: la libera de parte del estrés de entrar en la adultez y lograr independencia, mientras que a la vez atrae la atención de los padres y ofrece una medida de control de su propia existencia.

Anoréxicas «voraces» contra anoréxicas «austeras»

Los libros de texto dan información y proporcionan ejemplos, pero, como hemos recalcado, pocas personas en la vida real presentan los síntomas exactamente a como son descritos en los libros. Esto ocurre particularmente así con los trastornos de la ingesta.

Algunas enfermas de anorexia nerviosa pierden peso por medio de dieta y ejercicio, por lo general ayudadas con laxantes, píldoras de dieta y/o diuréticos. Estas pacientes son llamadas anoréxicas «austeras», acorde con los rasgos típicos de la enfermedad.

Sin embargo, otras anoréxicas también manifiestan algunas características de la bulimia nerviosa, es decir, pasan por episodios de atracón y vómito. Éstas son las anoréxicas «voraces». La mayor parte de las anoréxicas de esta categoría se atracan y purgan al menos una vez a la semana.

Algunos expertos creen que el desarrollo de un patrón de atracón señala un empeoramiento de la evolución de una anoréxica: ha pasado del excesivo control de su ingesta y ejercicio a la completa pérdida de control. Algunas diferencias importantes distinguen a las anoréxicas «voraces» de las «austeras»:

- Las «voraces» son más propensas a haber sido sexualmente activas antes del comienzo de su enfermedad, y son más propensas a seguir siendo activas mientras padecen el trastorno de la ingesta.
- Las «austeras» por lo general han desarrollado la enfermedad más temprano en la vida y tienden a ser más tímidas, más rígidas e introvertidas que las «voraces». En su mayoría no han sido sexualmente activas e incluso pueden tener miedo a las relaciones sexuales.

¿QUIÉNES DESARROLLAN ANOREXIA NERVIOSA?

Factores familiares

Sería fácil decir «Las personas desarrollan anorexia porque sus padres no las han criado adecuadamente». Sería fácil, pero erróneo. Los trastornos de la ingesta resultan de la interacción de muchos factores diferentes, de los cuales las presiones de la familia pueden ser sólo uno. Y hay que tener presente el hecho de que muchas personas afectadas proceden de familias estupendas: afectuosas, cariñosas y amables. No obstante, si usted es padre o madre de alguien con anorexia, sin duda se martiriza con preguntas y autoacusaciones. Pero el hecho es que usted no ha creado el trastorno de la ingesta de su hija más que lo que puede ayudarla a recuperarse. Culparse uno mismo no sólo es erróneo sino contraproducente, porque lo único que conseguirá es sentirse peor acerca de usted mismo y su situación.

Por otra parte, los psicólogos han descubierto que algunos factores familiares son típicos de las mujeres que desarrollan anorexia nerviosa. Han estudiado estos factores no en un esfuerzo por inculpar, sino para aprender más acerca de quien corre mayor riesgo de desarrollar trastornos de la ingesta y cómo ayudar a las familias a superar algunos de sus problemas, de manera que cada miembro de la familia se desempeñe más adecuadamente. Estos factores incluyen:

Concesión de una gran importancia emocional a la comida, el comer, el peso y el aspecto. Por ejemplo, no es inusual encontrar pacientes de anorexia nerviosa cuyos padres o hermanos trabajan en la industria alimentaria o son dueños de restaurantes. Una mujer se casó con el hombre que administraba el restaurante de su padre.

Casos de anorexia nerviosa en la familia. Las pacientes suelen tener madres o hermanas que luchan con el mismo problema, lo que ayuda a crear la idea de que la comida es un problema de familia.

Trastornos anímicos en familiares cercanos. Se ha descubierto que las pacientes anoréxicas a menudo proceden de familias en las cuales un familiar de primer grado —el padre, la madre, un hermano o hermana— tiene algún otro trastorno emocional como depresión o manía depresiva. Estos trastornos también acompañan con frecuencia a la anorexia nerviosa.

Insistencia exagerada en el aspecto y los logros por parte de uno o ambos padres. No es inusual descubrir que las semillas de la anorexia fueron sembradas cuando la paciente se sometió a dieta para agradar a uno de sus padres.

Contención de los sentimientos, en especial los negativos. Una vez en terapia, una paciente anoréxica con frecuencia revela que su familia desaprueba la expresión espontánea de los sentimientos, y que en particular le desagradan los sentimientos negativos como la cólera.

Una relación excesivamente estrecha con los padres. Hay indicios de que las pacientes anoréxicas son excesivamente dependientes de sus padres. Aunque parezca que esto contradice lo que hemos dicho antes, pero, de hecho, las dos circunstancias pueden ser compatibles. Muchas pacientes anoréxicas tratan de satisfacer completamente los deseos, necesidades y expectativas de sus *padres*, y al hacerlo dejan de expresar sus propios deseos.

Excesivo control de la vida de la paciente por parte de los padres. Un famoso psiquiatra dijo que algunos padres «privan a la niña del derecho de vivir su propia vida». En otras palabras, ellos toman todas sus decisiones y gobiernan su vida por ella, sin darle oportunidad de desarrollar una identidad propia.

Falta de reconocimiento de sí misma como un individuo por derecho propio. Muchas pacientes aseguran que sus padres tienen depositadas altas expectativas en ellas, que de un modo u otro éstas no logran alcanzar. De todo esto surge la imagen de una familia que aparentemente valora a la muchacha más por lo que puede hacer por la familia —es decir, realzar su prestigio mediante algún logro como las buenas calificaciones— antes que por lo que es como individuo.

Otros problemas de la familia. La anorexia nerviosa puede desarrollarse en una atmósfera familiar de tensión, disputa y probablemente también otros problemas como alcoholismo u otras formas de dependencia. Muchos terapeutas creen que, de hecho, el trastorno de la ingesta puede significar en parte un intento subconsciente de la niña de «salvar» a sus padres, porque si se centran en ella tienen que descuidar los problemas de ellos mismos.

Características de la paciente

Así como los expertos han aclarado ciertos rasgos familiares que posibilitan el desarrollo de la anorexia nerviosa, también han descubierto rasgos característicos en las pacientes. Una vez más, esto no se ha hecho como un intento de culpar a la enferma, sino más bien para ayudar a determinar quiénes corren mayor riesgo de desarrollar la enfermedad y con la esperanza de prevenirla. Algunos de estos rasgos son:

Un historial de ligero sobrepeso. Alrededor del 33 por ciento de las pacientes tenían un ligero sobrepeso antes del comienzo de la anorexia nerviosa. De hecho, la enfermedad frecuentemente se inicia cuando la paciente se somete a una dieta estricta y luego no se detiene cuando llega al peso buscado. Algunas han perdido peso por alguna otra razón, como una enfermedad, luego se agradan de esa manera y deciden continuar perdiendo peso.

Un excesivo deseo de agradar a los demás y evitar situaciones estresantes. Quizá porque se les ha enseñado a reprimir sus propios deseos, las personas que desarrollan anorexia a menudo muestran una extrema necesidad de acomodarse y tratar de hacer felices a los demás, algunas veces a expensas de sus propias felicidades y necesidades.

Una personalidad rígida, expresada en una excesiva necesidad de seguir reglas y una tendencia a criticar a los demás. Mucho se ha escrito de la rigidez de las anoréxicas; se piensa que ese rasgo se desarrolla a partir de la necesidad de la futura paciente de mantener el mayor control sobre su entorno, en parte porque carece de control real sobre su propia vida y en parte porque sus circunstancias pueden estar en cierto modo verdaderamente fuera de control.

Miedo a las situaciones nuevas. Las mujeres anoréxicas a menudo resultan haber sido jovencitas tímidas e introvertidas que evitaban situaciones nuevas. Esto quizá encaja con los problemas contra los que luchan respecto de la identidad y el control.

Elección de una afición o una carrera que concede gran importancia al peso. Las carreras de bailarina de ballet, modelo, actriz y deportista son proverbiales por fomentar trastornos de la ingesta en las mujeres, debido al alto valor que se concede a poseer un aspecto delgado y, paradójicamente, «saludable».

Una vez más, insistimos en que todos estos problemas están entrelazados. Los trastornos de la ingesta son el resultado de pasar toda una vida en un entorno social y familiar particular. Además, los miembros de la familia casi nunca se dan cuenta del impacto de su conducta en la futura paciente; muy probablemente se sentirían impresionados si alguien les dijera: «Si nunca permites que tu niña tome sus propias decisiones, puedes estar proporcionándole su futura infelicidad.» También es evidente la existencia de otros factores en juego, factores que los médicos aún no han identificado, porque muchas personas proceden de situaciones como éstas y sin embargo no se vuelven anoréxicas. Así, culpar por completo a la familia por el trastorno de la ingesta de un miembro es tan irreal como echar toda la culpa a la sociedad; los problemas reales son mucho más complejos.

EL CURSO DE LA ANOREXIA

¿Qué sucede si usted decide adoptar una actitud de «espera y verás» y considerar que se trata de una etapa que superará con la edad? Normalmente, alguien que ha padecido anorexia nerviosa durante meses o años y no recibe tratamiento finalmente se estabiliza alrededor del 20 o 30 por ciento por debajo del peso corporal promedio. Según algunos expertos, la mayoría de pacientes que recibe terapia sólo experimenta un episodio de anorexia en su vida, y a la larga vuelve al peso normal. No obstante, otros investigadores cuestionan estas afirmaciones diciendo que las pacientes deben ser controladas durante cuatro o cinco años, preferentemente más, para determinar si están realmente curadas. En estudios en que las pacientes han sido controladas durante este período después de recibir tratamiento, hasta un tercio siguieron enfermas: su amenorrea persistió y su peso corporal se mantuvo bajo. Como antes mencionamos, las personas que presenten los casos más graves de anorexia nerviosa pueden literalmente privarse de comida hasta morir; las tasas de mortalidad van desde el 6 por ciento hasta cifras tan altas como el 18 por ciento; esto es, casi una de cada cinco pacientes. De acuerdo con algunos indicios, las mujeres pueden morir por causas relacionadas con la anorexia durante los 24 años siguientes al tratamiento: lo que significa, por supuesto, que los problemas que provocaron la enfermedad nunca han sido resueltos de manera satisfactoria. Un factor que influye en el tratamiento es la presencia de otras enfermedades, como depresión o bulimia en una paciente que también es anoréxica. Entonces le corresponde a un astuto médico o terapeuta descubrir todos los problemas entrelazados de una paciente y procurar que obtenga ayuda para ellos.

DESAFÍOS DEL TRATAMIENTO

Las diferentes formas de tratamiento —psicoterapia individual, terapia de familia, medicamentos y hospitalización— serán tratadas con más detalle en la segunda parte. Pero si usted ha leído hasta aquí, no le sorprenderá saber que tratar la anorexia puede plantear todo un desafío. Estas pacientes son inteligentes y decididas; han concebido toda clase de maneras ingeniosas de rechazar las calorías y, además, no se consideran enfermas. La mayoría de anoréxicas se resiste a la ayuda con tanto entusiasmo como el que dedica al cálculo de las calorías y el ejercicio. A esto debe añadirse el hecho de que por lo general una anoréxica es lo bastante joven como para estar viviendo en casa de sus padres, donde su conducta afecta la familia entera. Si ella ha aceptado comenzar un tratamiento, usted u otro, «otro importante» de la familia, deberá ser quien la lleve allí, porque ella no irá por sí misma. Una manera de vencer ese muro de resistencia es representar una intervención, la cual se describe en detalle en el capítulo V.

Pero hay un desafío específico al tratamiento de la anorexia y que debe conocerse primero para que los otros esfuerzos tengan éxito. Como un renombrado experto señaló de manera terminante: «Uno no puede hacer un trabajo terapéutico significativo con una paciente que se está dejando morir de hambre.» La inanición, autoimpuesta o no, distorsiona los procesos de pensamiento y puede producir profundos cambios en la personalidad. Esto fue fidedignamente documentado, de manera dramática, por un grupo de científicos que dirigieron una investigación durante la Segunda Guerra Mundial.

El experimento de Minnesota

En cuanto las noticias de los horrores de la Segunda Guerra Mundial comenzaron a llegar a Estados Unidos, los científicos comprendieron que muy pronto habrían de enfrentarse a la tarea de tratar a miles, quizá millones, de personas que habían sufrido desnutrición. Un grupo de investigadores de la Universidad de Minnesota, dirigidos por el doctor Ancel Keys, decidió estudiar en detalle los procesos de inanición y rehabilitación. Este estudio, que duró desde noviembre de 1944 hasta octubre de 1945, se conoció como el experimento de Minnesota.

Los experimentadores reclutaron a 32 hombres, de 25-26 años, como sujetos del estudio, que consistió en doce semanas de observación preliminar, seis meses de semiinanición y doce semanas de rehabilitación. Para estos robustos jóvenes, que usualmente consumían unas 3.500 calorías diarias, «semiinanición» significaba una ingesta diaria de 1.500-1.600; más de lo que la mayor parte de dietas de adelgazamiento comerciales permite hoy en día. Las personas en los campos de concentración recibían un máximo de 1.000 calorías diarias. La pérdida de peso promedio de los hombres fue de dieciséis kilos al finalizar el experimento. El libro que resultó de la colaboración de estos hombres y la dedicación del doctor Keys y sus colegas, llamado *The Biology of Human Starvation* (*La biología de la inanición humana*), presenta un relato detallado de los cambios que tuvieron lugar en el cuerpo y la mente como consecuencia de la lenta y prolongada desnutrición.

Los efectos en la personalidad fueron importantes.

Como los investigadores escribieron: «Durante el segundo mes de semiinanición fue evidente que en los sujetos se estaban desarrollando cambios emocionales y de personalidad que podían, si progresaban lo suficiente, requerir tratamiento psiquiátrico experto.» Los hombres se quejaban de debilidad, hambre, músculos doloridos y fatiga; también se volvieron melancólicos, apáticos y deprimidos a medida que el experimento continuaba. Sus hábitos de comida también cambiaron; los hombres «comían silenciosa y pausadamente y dedicaban total atención a la comida y su consumo. A medida que avanzaba la inanición, aumentó el número de hombres que jugaban con la comida». Algunos sujetos de Minnesota llegaron a tardar dos horas en acabar una comida que normalmente habrían consumido en pocos minutos; los experimentadores recordaron casos de prisioneros de guerra famélicos que, a pesar de ello, acumulaban sus raciones de comida para comerlas más tarde. Los sujetos también comenzaron a preocuparse por la comida, los menús y las recetas y, una vez acabado el experimento, algunos incluso decidieron dedicarse a trabajos relacionados con la comida. Poco tiempo después los observadores notaron que «los hombres se volvían reacios a planear actividades, tomar decisiones y participar en actividades de grupo». Pasar el tiempo con otros se volvió demasiado fatigoso y problemático.

La psicología de la inanición

El experimento de Minnesota, y otros que siguieron, mostraron que algunos cambios psicológicos son característicos de la inanición. La mayor parte de estos cambios disminuye cuando se suprime la inanición, pero algunos permanecen —aunque de manera más moderada— durante años, quizá a lo largo de toda la vida de la persona. Muchos de los rasgos vistos en la anorexia —recelo, hostilidad, irritabilidad, aislamiento, pensamiento rígido, rituales de comida, preocupación por la comida y la cocina— son el resultado de los cambios biológicos que acompañan a la inanición. Así, cualquier terapia para una anoréxica gravemente desnutrida está llamado a fracasar a menos que antes se restaure un equilibrio nutricional. Hasta entonces, los cambios mentales inducidos por la inanición harán casi imposible para el terapeuta que la paciente alcance alguna mejoría significativa. Para la mayor parte de las personas parece haber un peso crítico necesario para la función mental normal.

Otros aspectos del tratamiento

La principal razón de que sea tan importante buscar ayuda profesional es que una anoréxica gravemente emaciada por lo general requiere hospitalización. En el hospital, médicos especializados, enfermeras y terapeutas pueden ayudarla a aumentar de peso hasta un punto en que sea capaz y se encuentre recuperada físicamente para ser tratada como paciente externa. Hay historias terribles acerca de anoréxicas que son atadas y alimentadas a la fuerza; la verdad es que las anoréxicas que se niegan absolutamente a comer, o cuyo estado físico es especialmente desesperado, pueden requerir alimento inyectable, pero esta práctica no es hoy en día tan común como antes. Los expertos aseguran a la anoréxica que recibirá una dieta saludable, en porciones que le permitirán una gradual recuperación de peso pero que no la convertirán en gorda. Pacientes y compasivos, pero firmes, estos profesionales han logrado éxitos sorprendentes en que las pacientes anoréxicas coman.

Una vez que la paciente ha conseguido un peso estacionario, entonces puede sacar provecho de la psicoterapia. Otra razón de que la anorexia sea tan difícil de tratar es que suele comenzar cuando la paciente es todavía relativamente joven, y puede persistir durante años hasta que consigue ayuda. Por ejemplo, una joven que enferma de anorexia a la edad de quince años y la padece hasta los veinte, habrá padecido la enfermedad durante la cuarta parte de su vida. Para entonces, ésta se convierte en una parte importante de su personalidad, y puede sentirse perdida cuando trata de desempeñarse en un mundo que le exige comer normalmente. Además, hay que recordar que muchas jóvenes desarrollan anorexia porque sienten que no tienen el control de sus propias vidas. También pueden sentirse fortalecidas cuando, al menos al comienzo, la gente les dice: «¡Qué delgada estás!» El trastorno de la ingesta les proporciona una sensación de logro que puede ser amenazada por la probabilidad de engordar. La idea de convertirse en una persona corriente, con nada especial que la distinga, puede ser aterradora. Así, una de las metas de la terapia es permitir que la persona descubra y disfrute los diferentes talentos y características que la convierten en un ser humano único.

Junto con la terapia individual, la mayor parte de los terapeutas recomiendan terapia de familia cuando éstas están implicadas. Padres y hermanos al principio pueden negar que exista algún problema fuera del trastorno de la ingesta, pero si las sesiones son eficaces los parientes finalmente llegan a afrontar los problemas que han afectado la función de la familia y contribuido al desarrollo de la anorexia. Quizá uno o ambos padres sufren depresión o abusan de sustancias, quizá el matrimonio está en un apuro u otro miembro de la familia también padece algún trastorno de la ingesta. En el capítulo V se ofrece más información acerca de la terapia individual y de familia.

Terapia con medicamentos

Casi todos los medicamentos psiquiátricos en el mercado han sido probados en el tratamiento de la anorexia sin ningún éxito. La terapia con medicamentos sí ha sido eficaz en pacientes cuya anorexia va acompañada de otros trastornos, como depresión. En esos casos la administración de medicación antidepresiva puede suavizar la depresión y hacer a la paciente más receptiva a la terapia para su trastorno de la ingesta. Para más detalles acerca de los medicamentos utilizados en el tratamiento de los trastornos de la ingesta de comida, véase el capítulo VI.

CONCLUSIÓN

Si usted es como la mayor parte de las personas que viven con alguien con anorexia nerviosa, es probable que se haya preguntado: «¿Cómo comenzó? ¿Debería haberlo notado antes? ¿Cómo podría haberlo detenido?» Pero ¿cómo puede alguien identificar el punto decisivo en que una simple dieta se convierte en una enfermedad que constituye un riesgo para la vida? La anorexia es insidiosa. Cuanto más se atrinchera la enfermedad, tanto más la paciente se despoja de los vestigios de la vida normal y se convierte en una esclava de su obsesión. Además, las personas que están alrededor de la anoréxica se acostumbran a vivir con ella de esa manera y pueden aceptar la situación como normal. Muchas anoréxicas no buscan ayuda hasta que un médico o un miembro de la familia ve lo emaciada que la paciente realmente se encuentra e insiste en que se haga tratar.

Por suerte para muchas anoréxicas, su estado físico llega a ser tan extremo que la enfermedad ya no se puede negar. Las bulímicas con frecuencia no son tan afortunadas, como se analiza en el capítulo III.

III

BULIMIA NERVIOSA

LAS SEÑALES DE ALARMA DE LA BULIMIA NERVIOSA

Quizá usted crea que la persona por quien se preocupa no es anoréxica. No está emaciada, parece comer normalmente, y sin embargo... hay algo que no está completamente bien. Tal vez pasa largas horas en el baño, en especial después de las comidas. Tal vez se evalúa constantemente en el espejo. Tal vez está siempre corriendo al supermercado, o en constante bancarrota pero no da la impresión de haber sacado provecho de ello.

O quizá es su propia conducta la que le inquieta. Usted piensa constantemente en la próxima comida, el próximo atracón, los doscientos gramos que aumenté esta mañana. Tal vez usted siente que un mordisco a un alimento «prohibido» le hará perder el control, hasta que varias horas o unos pocos miles de calorías después se arrastra al baño con repugnancia. ¿En qué punto alguien cruza la línea de ocasionales comilonas a un trastorno de la ingesta consolidado?

Como usted debe de haber adivinado, ésta es una pregunta difícil de responder. Una persona puede pensar que algo pasa si se atraca y purga una vez a la semana, mientras que otra puede no darse cuenta de que tiene un problema hasta que come y vomita varias veces al día. Como ocurre con la anorexia nerviosa, sólo un médico puede hacer la diagnosis segura, pero los expertos del Instituto Nacional de Salud Mental sugieren las siguientes señales de alarma de la bulimia nerviosa:

Atracones regulares. Esto puede ser muy difícil de detectar en otra persona, porque las bulímicas se vuelven muy hábiles para ocultar su conducta. No obstante, si alguien por quien usted se preocupa parece estar comiendo más de lo acostumbrado sobre una base regular o si hay una cualidad caótica o descontrolada en su manera de comer, esté alerta. Si se preocupa por usted misma, atracarse una vez a la semana o más se considera una señal de posible trastorno de la ingesta.

Purgas regulares. También es poco probable que usted haya podido realmente observar a alguien en esta conducta, pero los indicios incluyen permanecer en el baño durante largos períodos después de las comidas o el repentino uso excesivo de laxantes o diuréticos de venta libre. Seguir sus atracones con episodios de vómito o intenso ejercicio es otra señal de posible bulimia nerviosa.

Aumento o mantenimiento del peso, a pesar de estar frecuentemente a dieta y hacer ejercicio. Alguien que siempre parece estar contando las calorías pero nunca parece perder peso, puede estar atracándose en secreto. Por otra parte, alguien que da la impresión de comer bien pero hace mucho ejercicio y parece un poco delgada, puede estar vomitando su comida, haciendo demasiado ejercicio o ayunando en secreto... o quizá las tres cosas.

Robo y abuso de alcohol o drogas. Estas acciones no garantizan que alguien sea bulímica, pero son comunes entre las personas con este trastorno de la ingesta.

Depresión frecuente. De nuevo, la depresión no es una garantía de que alguien tenga bulimia, pero a menudo acompaña a esta enfermedad. La depresión en alguien que reúne los otros síntomas mencionados aquí bien puede ser una señal de bulimia actual o en desarrollo.

Hinchazón de las mejillas o de las glándulas del cuello. El vómito frecuente o prolongado a menudo causa que las glándulas salivales de esa zona se hinchen.

Cicatrices o úlceras en el dorso de las manos. Éstas también son una prueba involuntaria de que la persona probablemente está forzándose a vomitar introduciéndose la mano o los dedos en la garganta. El contacto con el ácido gástrico o la raspadura de los dientes pueden causar estas heridas.

DIAGNÓSTICO DE LA BULIMIA NERVIOSA

A esta altura, usted puede haberse formado la impresión de que la bulimia nerviosa es un trastorno complejo y desconcertante. Sin embargo, los expertos consideran que contra ella luchan el doble del número de personas que lo hacen con la anorexia.

La bulimia es fácil de ocultar, porque las pacientes bulímicas presentan diversidad de formas y tamaños. Hay bulímicas anoréxicas que de hecho se ven emaciadas y hay bulímicas obesas cuyo tamaño refleja su lucha contra la comida. Y hay muchas bulímicas cuyo aspecto no ofrece ningún indicio de su conflicto interior.

En general, las bulímicas tienden a ser mayores y más independientes de sus familias que las anoréxicas. De este modo, han tenido más tiempo para desarrollar personalidades que no se centran completamente en el trastorno de la ingesta. Ésta es una característica prometedora porque significa que una bulímica es más propensa a estar inquieta por su conducta, y a buscar y aceptar ayuda. Por lo general, el obstáculo que encuentra es su propia vergüenza. Por eso es tan importante saber que, si usted es bulímica, no está sola. En las páginas siguientes verá que el atracón y la purga son corrientes, incluso entre las personas que no reúnen todos los síntomas para un diagnóstico de bulimia.

¿Cuáles son estos síntomas? La Asociación Psiquiátrica Estadounidense enumera los siguientes:

1. Episodios recurrentes de atracones de comida.

2. Una sensación de pérdida del autodominio durante los atracones de comida.

3. El uso regular de vómito autoinducido, laxantes o diuréticos, dieta estricta o ayuno, o ejercicio muy enérgico para evitar el aumento de peso. Usted quizá conoce a alguien que se atraca regularmente pero no vomita, de manera que no la considera verdaderamente bulímica. Pero aunque el patrón atracón-vómito consigue más atención debido a la impresión que causa, de hecho no todas las bulímicas vomitan de manera regular. Los atracones regulares y el uso de métodos distintos del vómito autoinducido para mantener el peso bajo pueden constituir la base para un diagnóstico de bulimia. (Por conveniencia, en este libro llamaremos purga a todo intento por evitar aumentar de peso después de un atracón.)

4. Un mínimo de dos episodios de atracón de comida a la semana durante al menos tres meses.

5. Preocupación exagerada por la figura y el peso corporal. ¿No puede pasar delante de un espejo sin echar al menos una ojeada rápida? ¿Considera su día estropeado si aumenta 400 gramos? Las bulímicas están continuamente obsesionadas por su aspecto y trabajan duro para ser lo más atractivas posible.

La mayoría de los médicos considera que una mujer que cumpla estos tres criterios debería ser considerada bulímica. Pero hay muchos otros síntomas que acompañan a esta enfermedad. Algunos de ellos son:

1. Antecedentes de dietas frecuentes. Muchos estudios han revelado que casi todas las personas que desarrollan bulimia han realizado frecuentes intentos de controlar su peso. En un estudio británico sobre 32 afectados de bulimia (treinta mujeres, dos hombres) todos describieron intentos anteriores de seguir dietas. Incluso las bulímicas que tienen sobrepeso podrían ser más pesadas de lo que son si no hubieran ejercido un control estricto de su ingesta. Es posible que esa vigilancia constante coloque a la bulímica en un equilibrio tan precario que un acontecimiento estresante puede hacerla incurrir en un episodio de atracón. Para una explicación más completa de esta idea, véase en este mismo capítulo la sección «Ingesta contenida e ingesta no contenida».

2. Síntomas de depresión. Incluyen pensamientos melancólicos o pesimistas, ideas recurrentes de suicidio, escasa capacidad de concentración o irritabilidad creciente. No es extraño que a una bulímica se le diagnostique depresión clínica además del trastorno de la ingesta. Algunas bulímicas tienen antecedentes de intento de suicidio.

3. Excesivo temor a engordar. En un estudio reciente, el 92 por ciento de las pacientes bulímicas encuestadas dijeron que sentían pánico o mucho miedo a engordar. De hecho, ésta es la razón de que se purguen después de atracarse; la mayor parte de las bulímicas creen que éste es el secreto bien guardado del control del peso que les permite comer cuanto desean y no engordar. Este miedo a la grasa también está de acuerdo con las agotadoras dietas practicadas por tantas bulímicas o futuras bulímicas.

4. Comer en secreto o lo más inadvertidamente posible. Una bulímica recuerda: «En el departamento de graduados, viví con dos compañeras de habitación durante tres años. Quizá tomé cinco comidas con ellas en todo ese tiempo. Ellas acostumbraban a bromear y decirme: "Jessica, ¿cuándo comes? ¿Cómo te mantienes viva?" Sí que sabían poco.»

5. Mantenimiento de al menos un estándar normal mínimo de peso. A diferencia de las anoréxicas, las bulímicas no tienen una figura demacrada que las traicione. Por supuesto, muchas mujeres con anorexia también desarrollarán bulimia (lo contrario no sucede con frecuencia). En esos casos se diagnostica a la paciente ambas enfermedades.

EL ATRACÓN

¿Usted se atraca? La mayoría de las mujeres deberían responder que sí, se atracan de vez en cuando: el medio litro de helado después de una disputa conyugal, el muffin prohibido después de la cena, las patatas fritas en el picnic del fin de semana. Casi todo el mundo come en alguna ocasión más de lo que debería y puede considerarlo un atracón. No obstante, para una afectada de bulimia nerviosa el atracón es algo completamente diferente.

Un atracón bulímico es el consumo rápido de gran cantidad de comida en breve tiempo, durante el cual la paciente se siente descontrolada. La satisfacción, las características y la duración de los atracones son distintos para cada persona. Algunas comen todo lo que encuentran, mientras que otras pican pequeñas cantidades de comidas diferentes para disimular. Algunas personas engullen directamente la comida del envase o la nevera, otras preparan platos elaborados y luego preparan más mientras comen las que ya están hechas. Para una mujer, un atracón puede durar una hora, para otra puede prolongarse durante días. Las calorías consumidas pueden oscilar desde menos de 1.000 hasta 20.000. Un episodio de ingesta de comida se define como atracón si reúne dos requisitos:

1. La bulímica siente que no puede controlar su ingesta.

2. Considera que la cantidad de comida es excesiva, incluso si es menos de lo que un espectador externo podría esperar.

«En los momentos más críticos de mi bulimia, los atracones ocupaban mi mente desde que me despertaba hasta que me iba a la cama —dice Sandy, que ya ha aparecido en el capítulo I—. Estaba siempre pensando en qué iba a comer durante mi próximo atracón, o cuánto tiempo tenía que emplear, o qué podía hacer, además del vómito, para mantener el peso. O me preocupaba por evitar el próximo atracón; había comenzado a cavilar toda clase de planes para abstenerme de los atracones, pero de todos modos acababa haciéndolo. Después de los atracones pensaba en cómo y dónde podía vomitar, cuánto tiempo me llevaría, y si podía incluir algún ejercicio o tomar algún laxante porque, al fin y al cabo, iba a estar en el baño. Los atracones se convirtieron en el rasgo distintivo de mi vida.»

Durante un atracón, ciertas personas pueden consumir más de tres kilos de comida y luego vomitar, y repetir este patrón cuatro veces al día. Una mujer admitió haber vomitado 42 veces en una semana; es decir, un promedio de seis veces al día. Otra dijo que vomitaba hasta quince veces diariamente, y otras indican que lo hacen hasta dieciocho veces en un día. Algunos científicos han formulado la teoría de que ciertas bulímicas se vuelven adictas a la sensación del vómito, de manera similar a como ocurre con el tabaco, el alcohol o la cocaína.

Las bulímicas llegan a ser tan expertas en el vómito que pueden provocárselo a voluntad, con sólo beber un vaso de agua para disparar el proceso.

Pero recuerde que el vómito, aunque común entre las bulímicas, no es el rasgo distintivo de la enfermedad. Algunas mujeres se atracan tres o cuatro veces al día y luego abusan de los laxantes en un esfuerzo por mantener su peso bajo. Otras pueden masticar la comida para disfrutar del sabor y luego la escupen. Incluso otras compensan su ingesta con horas de ejercicio. Y muchas pacientes bulímicas desarrollan estrategias a largo plazo: una persona puede atracarse durante un día y luego ayuna totalmente durante uno o dos días, otra puede atracarse durante un día y luego sigue una dieta drástica durante varios días, semanas o incluso meses. Algunas mujeres no pueden comer de manera normal en absoluto; en cambio, oscilan entre períodos de atracón y períodos de ayuno. Sólo el 21 por ciento de las pacientes de una encuesta sobre bulímicas dijo que tomaba dos o más comidas normales al día, mientras que casi el 40 por ciento contestó que tomaba comidas normales sólo una o varias veces a la semana. El 21 por ciento contestó que casi nunca comía normalmente.

¿Qué comen las personas que se atracan?

Las comidas del atracón varían tanto como las personas que las consumen. Para una mujer eran las palomitas de maíz. Para otra, el requesón: seis cajas de una vez. Una muchacha estimaba que consumía de 15.000 a 20.000

calorías en un típico atracón nocturno. Otra solía gastarse el salario de una semana en comida, sin guardar un céntimo para el alquiler, el gas u otras necesidades. Probablemente usted ya sabe que la comida de atracón preferida por muchas bulímicas son las golosinas y las comidas rápidas, en particular si son dulces, blandas e ingeribles en grandes cantidades en un breve lapso de tiempo: helados, batidos, caramelos, patatas fritas, tartas, galletas, hamburguesas y pizzas. Otras han admitido comer comidas para niños y desperdicios del cubo de la basura. Muchas bulímicas dicen que durante un atracón «suplican» hidratos de carbono, pero algunos estudios sugieren que cuando se analizan las proporciones de nutrientes de un atracón típico en realidad no son tan diferentes de las de una comida normal; sólo hay más de todo. Por ejemplo, las bulímicas vegetarianas se atracan de comida vegetariana.

Algunas bulímicas reivindican disfrutar de la comida mientras comen, pero muchas otras dicen sentirse enfadadas y disgustadas con ellas mismas en cuanto comienzan el atracón, aunque continúan comiendo. De manera similar, muy pocas pacientes que vomitan admiten disfrutar al hacerlo, pero el alivio físico de toda esa comida y el saber que no van a engordar las tranquiliza. A medida que los atracones adquieren más importancia en la vida de una paciente, ésta desarrolla rituales respecto de ellos, quizá limitándolos a ciertos momentos y ciertos lugares. Por último, puede aislarse por completo del mundo exterior, limitándose a ir a trabajar o asistir a clase.

CAUSAS DEL ATRACÓN

¿Qué provoca un atracón? La mayoría de las bulímicas contesta con una lista de motivos bastante corrientes que conforman dos categorías principales:

1. Problemas emocionales.

2. Dieta crónica.

Problemas emocionales

Muchas bulímicas se atracan cuando se sienten tensas, ansiosas o infelices. Algunas pacientes dicen que comen cuando no pueden dormir. Los psicólogos dicen que muchas veces las bulímicas se atracan en respuesta a sentimientos reprimidos de incapacidad, cólera o decepción. Incapaces de expresar sus sentimientos de manera directa, se atracan; sofocan sus sentimientos con comida, por decirlo así. En un estudio, las personas más propensas a atracarse obtuvieron la mayor puntuación en sentimientos de incapacidad (es decir, sienten que ellas tienen poco o ningún control sobre sus propias vidas o las de otros), y en deseos de ser delgadas. Muchas bulímicas dicen que el impulso de atracarse es provocado por desaires o frustraciones intrascendentes, rechazo o confrontación, además de ansiedad o desilusión. Otras dicen que el deseo de atracarse aumenta cuando están preocupadas. Y algunas dicen que sienten pánico antes de comer y que el ritual de atracón-purga alivia ese pánico. Algunas bulímicas, obsesionadas por el deseo de ser delgadas, sienten culpa después de comer algo, incluso si lo han hecho con moderación. Así, una paciente admitió que sus atracones a menudo sobrevenían después de tomar alguna de sus comidas favoritas, incluso en pequeñas cantidades.

Además, muchas bulímicas sufren al mismo tiempo de perturbaciones anímicas como ansiedad y depresión. Junto con las sustancias que usan para mantenerse delgadas también pueden abusar de sustancias químicas que alteran el ánimo, como sedantes, anfetaminas, cocaína, alcohol y narcóticos.

Dieta crónica

Muchas personas, bulímicas o no, comen de manera excesiva en respuesta al estrés. Pero está comprobado que, para muchas personas, el patrón atracón-purga también puede ser una respuesta a una intensa lucha por mantener un peso más bajo que el biológicamente adecuado. Las personas que se dedican a esta lucha realizan una ingesta «contenida», en tanto que aquellas que comen siguiendo los dictados de su cuerpo realizan una ingesta «no contenida».

Ingesta contenida e ingesta no contenida

Desarrollada en los años setenta, esta teoría dice que las mujeres que realizan una ingesta contenida vigilan constantemente su dieta y ejercicio. En un esfuerzo por mantenerse delgadas, o al menos más delgadas de lo que de otra manera podrían estar, las que realizan una ingesta contenida comen menos de lo que les gustaría, de manera que se encuentran en un constante estado de hambre, quizá incluso de semiinanición. Estas circunstancias las llevan a atracarse siempre que se enfrentan al estrés, la frustración y la ansiedad o cualquier otra cosa que les provoque la pérdida del estrecho control de su ingesta.

Por su parte, las que realizan una ingesta no contenida son aquellas almas afortunadas que comen exactamente lo que quieren y cuando quieren. O sus figuras cumplen naturalmente los estándares de belleza que la sociedad impone o estas personas simplemente no se sienten obligadas a cumplir esos estándares. De acuerdo con esta teoría, las que realizan una ingesta no contenida no tratan de mantener el estrecho control de la ingesta que mantienen las que realizan una ingesta contenida, de manera que no experimentan hambre crónica, pero sí subliminal. De manera que las que realizan una ingesta no contenida no reaccionarán ante el estrés aumentando su ingesta o atracándose.

Muchas pruebas experimentales confirman la idea de que la conducta de una persona se puede predecir, en algunas situaciones, según el tipo de ingesta que realiza. En un experimento típico, primero se entrega a las personas cuestionarios acerca de sus hábitos de comida y se las divide en dos grupos: las que realizan una ingesta contenida y las que realizan una ingesta no contenida. A cada persona se le entrega ninguno, uno o dos batidos, con el pretexto de que los experimentadores estaban estudiando el efecto de los batidos en la posterior percepción del gusto. Luego se les pide que prueben helado. Los investigadores predicen que, después de consumir los batidos, las que realizan una ingesta contenida razonarán que ya han roto su dieta y comerán más helado, figurándose que también pueden disfrutar del convite. Las que realizan una ingesta no contenida, por su parte, comerán menos después de los batidos porque ya están ahítas. Estas predicciones se cumplen plenamente, y otros experimentos han dado resultados similares.

Sobre la base de tal investigación, muchos expertos consideran que la ingesta típica de la bulimia nerviosa es, de hecho, resultado de una ingesta contenida crónica; es decir, resultado de una semiinanición crónica. De modo que es posible que la bulimia se desarrolle en alguien emocionalmente normal, pero cuyo prolongado estar a dieta pueda provocarle la necesidad de atracarse. Se ha descubierto que las personas que desarrollan bulimia han estado a dieta durante más o menos un año y medio. Las bulímicas que presentan sobrepeso probablemente están programadas genéticamente para ser más pesadas que el término medio y probablemente serían más pesadas de lo que son si no hubieran ejercido un estricto control de lo que comen. También es probable que suelan atracarse con comidas que engordan.

Biología del atracón

Si usted nunca ha participado en un atracón (e incluso si lo ha hecho) es posible que se pregunte: «¿Cómo puede alguien comer tanto?» Algunas pacientes bulímicas aseguran sentir más hambre de lo normal o no poder controlar su apetito, otras afirman que ansían grandes cantidades de ciertas comidas. Y otras sostienen que no son capaces de decidir cuándo están ahítas y que esto les ocurría desde antes de desarrollar la bulimia. Quizá las personas que restringen su ingesta desarrollan apetitos mayores que el término medio o umbrales más altos que el término medio para sentirse ahítas. En un experimento que comparaba la saciedad (satisfacción después de una comida) de las bulímicas con la de las no bulímicas, aquéllas informaron de niveles más bajos de saciedad cinco minutos después que éstas. En otro estudio, las bulímicas tenían en la sangre niveles más bajos de una hormona llamada colecistoquinina, o CCK, después de una comida que las no bulímicas. Normalmente, el intestino delgado segrega CCK después de una comida. La CCK estimula las contracciones de la vesícula biliar, lo que, a su vez, hace que el páncreas segregue los jugos digestivos. Cuando se administra experimentalmente CCK a animales o humanos dejan de comer, lo que conduce a los científicos a creer que la CCK puede ayudar en la transmisión de las señales de saciedad del tracto digestivo al cerebro. Así pues, la comprobación de que la CCK es más baja en las bulímicas después de una comida sugiere que los mecanismos fisiológicos indican que ya han tenido suficiente o que están debilitados. Pero esta investigación se halla todavía en sus etapas preliminares, de manera que aún es imposible sacar conclusiones firmes. Además, la pregunta continúa: incluso si tal debilitamiento existe, ¿se ha producido antes de que se desarrollara la bulimia o como consecuencia del estar a dieta permanente?

La cuestión básica: ¿por qué el atracón?

Las profesionales que tratan los trastornos de la ingesta todavía vacilan acerca de atribuir la bulimia a problemas emocionales fundamentales o a problemas asociados a la dieta crónica. La respuesta definitiva probablemente incorporará ambas teorías, pero parece evidente que la dieta crónica no es una solución realista al problema de tratar de ser delgada para siempre.

El ciclo vicioso

Uno de los peligros de atracarse es que puede convertirse en una de las fuentes del sentimiento desagradable del que la bulímica intenta escapar, estableciéndose un ciclo vicioso. Una mujer puede atracarse inicialmente a causa de ira o desilusión respecto algún acontecimiento, pero luego siente enfado y culpa a causa del atracón. Entonces puede invertir tiempo y energía tratando de evitar el siguiente atracón o tratando de ignorar el hambre o las emociones que la llevan a querer atracarse; muchas bulímicas hacen listas de tareas o pequeñas notas de inspiración para ellas mismas, realizan rituales o llevan diarios de decisiones, todo para evitar el siguiente atracón. Otras intentan evitar las reuniones sociales si saben que habrá comida o se abstienen de llevar dinero en la cartera de manera que, aunque se sientan tentadas, no podrán comprar nada. Incluso otras realizan largas caminatas de rodeo para evitar ver tiendas de comida o incluso conducen hasta el campo, donde no hay tiendas. Una paciente desesperada se aplicó anestesia local en las encías y trató de coserlas con alambre en un brutal intento de mantener las mandíbulas cerradas. Otra se cortó la yema de los dedos pues así estarían demasiado doloridos e inflamados para metérselos en la garganta e inducir el vómito. Como usted puede imaginar, tal esfuerzo y dolor sólo intensifican la ansiedad que esté debilitando a la bulímica, de manera que a la larga ella sucumbe y el proceso comienza de nuevo.

Después del atracón

Una mujer puede sentirse tentada a atracarse una vez en respuesta a sentimientos negativos, pero no convertirá el atracarse en un hábito si no obtiene algún beneficio de ello. Algunas afectadas de bulimia nerviosa afirman sentirse más relajadas durante un atracón, y más serenas y «elevadas» después. Otras experimentan un sentimiento de ser especial o única; Sandy, por ejemplo, sentía afinidad con los actores y escritores bebedores. Cuando el vómito es parte del ritual, las pacientes se sienten renovadas, limpias y con control sobre sus vidas.

Sin embargo, la mayoría de bulímicas, después del atracón, simplemente ven acrecentado el odio contra sí mismas y la desesperación que las llevó a este hábito. Las pacientes dicen sentirse culpables, preocupadas, demasiado ahítas o incluso todavía hambrientas. Después de un ciclo completo de atracón-purga, algunas bulímicas sienten vértigos, dolores de cabeza o cólicos estomacales. El hecho es que cuando se practica durante el tiempo suficiente, el atracón y la purga tienen un grave efecto sobre la salud de las pacientes.

SÍNTOMAS FÍSICOS DE LA BULIMIA

Llegados a este punto, debemos recordar que no todos estos síntomas se presentan en una enferma de bulimia nerviosa. Una gran parte de ellos depende de la frecuencia de los episodios de atracón-purga, la naturaleza de la purga (vómito o abuso de laxantes y diuréticos) y la duración de la enfermedad. Pero es importante insistir en que la bulimia acarrea graves riesgos para la salud que pueden persistir mucho después de que la paciente haya asumido el trastorno de la ingesta.

1. Problemas dentales. El estómago humano segrega ácido clorhídrico para ayudar a la digestión. El revestimiento del estómago es especialmente resistente al contacto con este ácido, que es neutralizado cuando se combina con la comida. Pero cuando se expone de manera persistente a zonas del cuerpo con las que naturalmente no tiene que estar en contacto, como la boca y los dientes, el ácido clorhídrico puede ser extremadamente corrosivo. Años de vómitos pueden provocar una grave enfermedad de encías, erosión del esmalte dental, caries e incluso pérdida de dientes. (Sandy siempre se cubría la boca cuando sonreía porque sus dientes corroídos le avergonzaban.)

2. Dolores de garganta. Resultado del contacto del ácido estomacal con los tejidos de la garganta.

3. Inflamación de las glándulas salivales. El vómito frecuente también puede provocar la inflamación o la infección de las glándulas parótidas, o salivales, situadas cerca del oído, lo que da a las mejillas un aspecto hinchado. Los casos más serios requieren cirugía.

4. Debilidad muscular y disfunción cardíaca. El abuso persistente de diuréticos, además del vómito, puede causar deshidratación y desequilibrio de electrólitos. Los electrólitos son minerales, como el potasio, que desempeñan un importante papel en la función de los músculos y los nervios. Así, en los casos graves, el desequilibrio de electrólitos puede provocar debilidad muscular, espasmos musculares y latido irregular del corazón (arritmia cardíaca). En raras ocasiones, pueden producirse convulsiones epilépticas.

5. Daño de los riñones. Otra consecuencia de la deshidratación y el desequilibrio de electrólitos. Una paciente se vio aquejada de insuficiencia renal y necesitó un trasplante de riñón.

6. Ruptura y hemorragia del esófago. Ésta es una consecuencia rara del atracón y purga, pero algunas enfermas de bulimia nerviosa la han padecido.

7. Hernia hiatal. La presión creada por el vómito frecuente puede ocasionar esta forma de hernia, en la que el estómago empuja hacia arriba a través del diafragma y produce una sensación de asfixia. Raramente ocurre en la bulimia, pero el riesgo es real.

8. Úlceras y callos en los dedos y la mano. Con el fin de vomitar, una bulímica a menudo se mete uno o más dedos en la garganta. Esta práctica puede provocar callos en la mano si cada vez es raspada por los dientes, o si entra en frecuente contacto con el ácido que asciende.

9. Consecuencias del abuso de laxantes. Como se ha mencionado en el capítulo II, éstas incluyen cólicos, dolor abdominal, inflamación anal y, en casos graves, incapacidad de controlar las evacuaciones de los intestinos. Por otra parte, el prolongado abuso de laxantes puede llevar a la dependencia: la paciente puede sentirse incapaz de evacuar sus intestinos si no utiliza el laxante.

Otras características de la bulimia

Las bulímicas pueden obsesionarse tanto con sus atracones y minimizar las consecuencias de los mismos que a la larga pueden descuidar los demás aspectos de sus vidas. En una reciente encuesta a 275 pacientes con bulimia, 272 admitieron que su enfermedad interfería de manera significativa con otras áreas de sus vidas. Muchas pacientes mencionaron problemas sociales y familiares, preocupaciones económicas (a menudo a causa del dinero gastado en comida) y problemas en el trabajo. Los terapeutas saben desde hace mucho tiempo que las personas afectadas de bulimia algunas veces roban comida, o dinero para comprar comida, a su familia o amigos. El hurto en las tiendas también es común, no sólo de comida sino también de otros artículos. En general, los expertos consideran que las pacientes bulímicas son más impulsivas que el término medio y conceden un alto valor a la gratificación inmediata.

¿QUIÉNES DESARROLLAN BULIMIA NERVIOSA?

Al igual que ocurre con la anorexia, si usted quiere a alguien que padece bulimia resulta difícil que no se pregunte: «¿Es mi culpa? ¿He contribuido de alguna manera?» Si es usted misma quien padece bulimia, puede pensar: «He enloquecido. Me está pasando algo.» Sin embargo, la bulimia nerviosa es la culminación de muchos factores: sociales y relacionados con su propia educación o personalidad. Los estudios sobre pacientes bulímicas en terapia han ayudado a los médicos a identificar algunos rasgos de las familias y los individuos que pueden situar a algunas personas en un riesgo mayor que el término medio, pero es importante recordar que la bulimia nerviosa no es «culpa» de una misma. Algunas veces es la única manera en que alguien puede hacer frente a la confusión y el estrés. Incluso, identificar estas características puede ayudar a los médicos a ayudar a las personas en peligro antes de que el trastorno de la ingesta comience.

Factores familiares

• Antecedentes de obesidad en uno o los dos padres. La experiencia de un padre luchando con un problema de peso puede llevar a una futura paciente a tener miedo de que a ella alguna vez le suceda lo mismo.

• Una madre afectuosa, incluso sobreprotectora, y un padre distante. Algunos psicólogos especializados en el tratamiento de la bulimia afirman que éste es un factor recurrente entre las pacientes: las futuras pacientes tenían una relación muy estrecha, quizá demasiado, con su madre, en tanto que anhelaban una relación más estrecha con su padre. Con frecuencia las madres renunciaron a sus propias carreras por el matrimonio y la vida de familia, y luego se volvieron personas desilusionadas y deprimidas. Algunas de estas mujeres pueden haber proyectado sus sueños en sus hijas, en tanto que otras pueden haber alentado a sus hijos a seguir carreras prometedoras mientras tratan de mantener a sus hijas atadas el mayor tiempo posible. Sin embargo, de acuerdo con estos terapeutas, en todos los casos el padre estaba relativamente no implicado en la vida de la hija, en especial después de que ésta entrara en la pubertad. Debe señalarse que algunos investigadores cuestionan esta teoría diciendo que sus defensores pueden estar teniendo en cuenta sólo un segmento de la población de pacientes bulímicas.

• Antecedentes de familia caóticos. Otros expertos sugieren que las bulímicas proceden de un historial de familia relativamente caótico. El abuso de sustancias por parte de uno o ambos padres, el abuso físico o emocional, o frecuentes cambios de trabajos o de residencia pueden reducir la estabilidad de la unidad de la familia.

Características de las pacientes

Los rasgos que caracterizan a las personas más propensas a desarrollar bulimia son:

• Tergiversación de emociones y estados internos como el hambre. Muchas pacientes afirman que no pueden decir cuándo están hambrientas o ahítas; otras pueden tergiversar sentimientos como ansiedad, cólera o excitación por hambre.

• Miedo a la madurez emocional y biológica. En este punto la paciente bulímica puede ser similar a la anoréxica, que también parece temer a la madurez y la independencia. No obstante, muchas bulímicas mantienen un buen trabajo y una vida social hasta que su enfermedad está relativamente avanzada, y a menudo han tenido experiencias sexuales, si bien no relaciones estables.

• Una vida emocional turbulenta. El robo, el abuso de sustancias y un deseo de gratificación inmediata pueden reflejar la caótica vida interior de una bulímica, de manera que no resulta sorprendente que sus hábitos de comida también se vuelvan caóticos.

• Antecedentes personales de obesidad y/o frecuente estar a dieta. Ya hemos visto que la dieta crónica puede ser causa de atracón. A ello debe añadirse que muchas pacientes bulímicas eran obesas antes del comienzo de su enfermedad. Una mujer que ha sufrido las indignidades que las personas obesas deben soportar puede tener un alto interés en llegar a ser y permanecer delgada, cualquiera sea el coste físico y emocional. De hecho, algunas pacientes datan su conducta bulímica a partir del momento en que luchaban por perder peso, luego se cansaron de privarse de comida o de estar a dieta y así empezaron a atracarse y purgarse.

• Preocupación por todas las facetas del aspecto. Muchas bulímicas compiten con otras mujeres en la arena del aspecto. «Si yo no era la mujer de mejor aspecto en la sala, mi noche estaba estropeada —dice una mujer—. Pasaba todo el tiempo lamentándome acerca de mi aspecto y calculando y analizando mi comida. Mi vida es mucho más plena ahora, porque he dejado de preocuparme por eso y puedo centrarme en otras cosas.»

• Marcadas oscilaciones en el peso corporal. Ésta es otra característica del constante estar a dieta. Algunas pacientes informan de fluctuaciones de once kilos o más en sólo unos meses.

• Actividades en que la imagen corporal es crucial para el éxito: bailarina de ballet u otra forma de danza, actriz, modelo, atleta.

Anorexia nerviosa y bulimia nerviosa

Las personas que desarrollan anorexia o bulimia tienen algunas características en común, pero también hay diferencias importantes.

En general, la paciente anoréxica es:

• menos propensa a haber logrado un nivel mínimo de independencia o identidad personal;

• más joven, todavía dependiente de su familia y enredada en ella.

Por su parte, una paciente bulímica es:

• más propensa a desempeñarse bien socialmente y en el trabajo, al menos en las primeras etapas de su trastorno;

• capaz de mantener un peso relativamente normal e incluso de comer normalmente entre los episodios de atracón-purga;

• menos propensa a encontrarse con consecuencias que representan un riesgo para la vida como resultado de su enfermedad.

DESAFÍOS DEL TRATAMIENTO

Una característica de la bulimia es que resulta más fácil de tratar que la anorexia. Las bulímicas tienden a ser adultas, más independientes y pueden contar con buenos sistemas de apoyo si aún no se han aislado demasiado. No les gusta padecer este trastorno y se muestran dispuestas a aceptar ayuda.

Analizaremos el tratamiento de los trastornos de la ingesta en detalle en el capítulo V, pero la bulimia presenta algunos desafíos especiales. La vergüenza refuerza las dudas y la baja autoestima que muchas bulímicas sienten, y muchas pacientes pueden llegar a estar tan desazonadas por su conducta que incluso si solicitan terapia pueden ocultar el secreto al terapeuta. De este modo, la terapia puede continuar durante años sin resultados positivos. Por tanto, es indispensable que la bulímica encuentre un terapeuta en quien confiar y con el cual se sienta cómoda.

Quizá el mayor desafío en la lucha por vencer la bulimia es superar los años de inadaptados hábitos alimentarios desarrollados a partir del constante estar a dieta, el atracón y la purga. Recuerde que relativamente pocas pacientes bulímicas toman comidas normales y regulares. Muchas también creen en mitos —referidos a la comida, estar a dieta y el peso— que deben desvanecerse durante el proceso de recuperación. Quizá el peor de estos mitos —sostenido por las pacientes y también por algunos terapeutas— es que usted puede continuar estando a dieta y quizá ocasionalmente atracarse y purgarse mientras trata de recuperarse. La buena terapia logrará que la bulímica comprenda el papel destructivo que el frecuente estar a dieta ha desempeñado en el desarrollo de su trastorno; además, la animará a reconciliarse con su peso corporal natural. Éste es otro gran desafío. La mayor parte de las pacientes buscan metas irreales para su peso óptimo y los terapeutas suelen encontrar mucha resistencia en este punto.

Para una bulímica que sinceramente quiere cambiar pero le resulta imposible hacerlo por sí misma, se recomienda la hospitalización. Allí, enfermeras y especialistas en dietética pueden controlar su ingesta las veinticuatro horas y asegurarse de que no vomita o purga calorías. Otra ventaja para la hospitalización: incluso cuando la bulímica deja de atracarse, sus ansias de ciertas comidas pueden persistir durante meses. Además, puede haber olvidado cómo comer normalmente. En el hospital se pueden controlar de manera estricta sus comidas y tentempiés, tomar las decisiones que no estén al alcance de su mano, hasta que sus ansias disminuyan y aprenda a comer normalmente de nuevo.

Terapia de grupo y terapia individual

Las bulímicas suelen participar tanto en terapia de grupo como en terapia individual. Los expertos difieren acerca de cuál es más eficaz, pero en general la terapia de grupo parece ayudar a los casos menos graves de bulimia, en tanto que los más graves parecen sacar mayor beneficio de las sesiones individuales.

Terapia con medicamentos

Los medicamentos han tenido más éxito en el tratamiento de la bulimia que en el de la anorexia, pero nunca deben usarse como sustituto de la psicoterapia. La medicación puede ser provechosa si la paciente tiene un trastorno concurrente como depresión.

CONCLUSIÓN

Hay un par de cuestiones importantes que se deben recordar acerca de la bulimia nerviosa:

1. Es más común que la anorexia nerviosa. Si usted piensa que es bulímica, no permita que la desazón o la vergüenza la aíslen de aquellos que pueden ayudarla. Los buenos terapeutas y los amigos de verdad no sentirán repugnancia; se preocuparán y tratarán de ayudarla a superar su trastorno.

2. Vomitar no es elemento esencial de la bulimia. No se tranquilice pensando que aunque se atraque usted no es realmente bulímica porque después no vomita. El abuso de laxantes o diuréticos y/o el ejercicio compulsivo pueden ser formas de purgar calorías. Cualquiera de éstas es suficiente para un diagnóstico de bulimia nerviosa.

Lo más dramático acerca de esta enfermedad es que permite calibrar la terrible presión que muchas mujeres sienten por su aspecto. En su deseo de ser delgadas, muchas mujeres convierten sus hábitos de comida y su peso en el centro de atención de sus vidas, ignorando facetas que las distinguen como inteligentes, productivas, creativas y únicas.

Más adelante profundizaremos en este problema y ofreceremos pautas para fortalecer la autoestima.

IV

INGESTA COMPULSIVA

¿Es la ingesta compulsiva un trastorno de la ingesta de comida?

Algunos expertos lo niegan y dicen que no tiene las consecuencias de la anorexia y la bulimia, que pueden dejar a una persona lisiada e incluso algunas veces constituyen un riesgo para la vida, y que el concepto es demasiado subjetivo para permitir a los médicos desarrollar criterios de diagnóstico como los establecidos para otros trastornos de la ingesta. Algunos expertos se muestran preocupados por el hecho de que muchas personas consideran la ingesta compulsiva como un trastorno adictivo, similar al alcoholismo o la adicción a las drogas; sólo que la paciente es adicta a la comida. De hecho, tal concepción revela un fracaso en la comprensión de la verdadera naturaleza de la adicción y sólo confunde los intentos por definir y comprender los problemas de la ingesta.

Pero otros afirman que la ingesta compulsiva es un verdadero trastorno de la ingesta de comida porque representa una relación anormal y contraproducente con la comida (definición básica de un trastorno de la ingesta de comida). Se puede decir que las mujeres que realizan una ingesta compulsiva padecen un trastorno de la ingesta de comida «no específico» de los mencionados en el capítulo I, porque no reúnen los síntomas de diagnóstico estrictos para la anorexia o la bulimia, pero no obstante mantienen una relación trastornada con la comida.

¿QUÉ ES LA INGESTA COMPULSIVA?

Las mujeres que realizan una ingesta compulsiva comen cuando no están hambrientas, cuando están felices, cuando están tristes, cuando están enojadas, solas, cansadas, deprimidas, excitadas, alegres, o cuando son esclavas de cualquier otro sentimiento. Si usted es una ellas, probablemente se sienta obligada a comer en respuesta a cualquier emoción fuerte, por lo que su ingesta escapa a su control o bien ejerce sobre ella un control limitado. Cada vez que usted experimente sentimientos fuertes, incluso positivos, comerá.

Algunos terapeutas creen que la clave de la ingesta compulsiva es que ésta distrae la mente de los problemas reales. De manera similar a las afectadas de bulimia, muchas de las que realizan una ingesta compulsiva comen y luego se odian por ello. Esto causa un ciclo viciado de más estrés, que conduce a más ingesta de comida, que conduce a más estrés y así sucesivamente, de manera que la paciente centra su mente y energía en abstenerse de comer y no en los problemas que provocan su estrés. Por ejemplo, el matrimonio de Margie estaba pasando un mal momento, pero siempre que pensaba en la verdadera fuente de su estrés —la falta de apoyo emocional de su marido, un trabajador obsesivo— experimentaba ganas de comer. Luego trataba de sosegarse y no comer. Pero, casi invariablemente, se abandonaba al impulso. Luego pasaba horas regañándose y prometiendo comenzar una dieta de inmediato. Todas estas preocupaciones por la comida y el peso ayudaban a Margie a olvidar su insatisfacción con su marido. En este sentido, muchas personas consideran que comer es un mecanismo que ayuda a hacer frente a sus problemas, aunque de manera contraproducente.

EL PAPEL DEL ATRACÓN

El atracón, desafortunadamente, es una práctica mucho más habitual de lo que se cree. Usted no necesita ser bulímica para atracarse. Recientes estudios han demostrado que muchas mujeres y hombres en edad universitaria se atracan. La gravedad del atracón parece reflejar el grado de la imagen negativa de uno mismo y la preocupación por estar a dieta. Entre las mujeres, los cambios de vida recientes, como un nuevo trabajo o un divorcio, también parecen guardar relación con la gravedad del atracón.

Es importante recordar, sin embargo, que no todas las que realizan una ingesta compulsiva se atracan. Algunas simplemente comen más, o con mayor frecuencia. Quizá usted se ha acostumbrado a ir a la nevera siempre que llega a casa, tenga o no tenga hambre. Otras personas pueden preparar comidas suculentas y tomar varias porciones abundantes de cada plato, con independencia del hambre que puedan sentir. Y muchas personas desarrollan el hábito de tomar un tentempié antes o después de un acontecimiento estresante, sin saber que comen no por hambre sino por estrés. Una mujer, por ejemplo, se dio cuenta de que siempre picaba golosinas cuando hablaba con su madre.

Indicios de la gravedad del atracón

El atracón es experimentado por personas de todos los pesos, de manera que esta actividad es aparentemente independiente del peso. Aún más, una persona obesa no llega a serlo necesariamente porque se atraca. De hecho, los resultados de estudios en no bulímicas que se atracan coinciden con los de las bulímicas: la tendencia al atracón surge estrechamente relacionada con la tendencia a estar a dieta. Algunos estudios sugieren que las mujeres que se atracan muestran actitudes más rígidas y extremas acerca de estar a dieta que las personas obesas que no se atracan. En un reciente estudio de universitarias que admitían atracarse, los factores que mejor vaticinaban la gravedad de los atracones eran:

- intensificada preocupación por la comida,
- excesiva inquietud acerca de estar a dieta,
- miedo a perder el control de la ingesta,
- insatisfacción con la imagen corporal,
- acrecentado estrés.

Una vez más, esto plantea el problema de las mujeres que realizan una ingesta contenida y las que realizan una ingesta no contenida: aquéllas pueden atracarse como reacción contra la ingesta contenida, en tanto que éstas pueden ser obesas a causa de que no contienen su ingesta y, por lo tanto, no sienten necesidad de atracarse.

EL PAPEL DE LA AUTOESTIMA

La baja autoestima parece un factor común entre las personas que comen de manera compulsiva. De hecho, muchos expertos creen que la baja autoestima es un elemento central del problema. Según algunos investigadores, si alguien tiene sobrepeso *y* se atraca, padece no sólo de una pobre autoestima, sino también de escasas habilidades para resolver problemas y de deficiencias para manejar el estrés y las relaciones personales. Otros terapeutas han descubierto que incluso las personas que no se atracan pero comen de manera compulsiva, carecen de autoestima y de capacidad de calmarse cuando sienten angustia o miedo. Puede decirse que la persona que realiza una ingesta compulsiva a menudo se pone entre la espada y la pared: odia el aspecto de su cuerpo y se odia a sí misma cuando sucumbe al impulso a comer. Aparte este odio a sí misma, se castiga aún más poniéndose a dieta y prometiéndose no volver a tomar comidas «prohibidas»... hasta la próxima vez.

CÓMO SE DESARROLLA LA INGESTA COMPULSIVA

Las razones que llevan a las personas a realizar una ingesta compulsiva son muy sencillas:

• Tienen problemas para distinguir el hambre de otras sensaciones. De manera similar, quizá, a la falta de «conciencia interreceptiva» que caracteriza a las personas que padecen otros trastornos de la ingesta, algunas de las que realizan una ingesta compulsiva no saben cuándo están hambrientas y, por lo tanto, comen en respuesta a señales que no tienen relación con las necesidades de sus cuerpos. Por ejemplo, Margie cena automáticamente a las seis todos los días, incluso si ha acabado un almuerzo tardío a las cuatro. Un hombre dependía por completo de su mujer para preparar las comidas; cuando ella murió, intentaba comer barras de pan y litros de leche de una vez, no porque deseara hacerlo sino porque ignoraba que había otra manera.

Los médicos consideran que algunos hábitos como éstos comienzan en la infancia. Muchos padres alimentan a un bebé cuando llora, incluso si llora porque se ha mojado o por otra razón que nada tiene que ver con la comida. De esta manera, el bebé se acostumbra a ser alimentado en respuesta a cualquier sentimiento o acontecimiento doloroso, y este hábito persiste en la adultez.

• Utilizan la comida para consolarse. Ciertas comidas son conocidas como comidas «de consuelo» porque nos recuerdan épocas de la infancia, cuando todas nuestras necesidades eran satisfechas, cuidaban de nosotros y el mundo era seguro. Además, los padres a menudo utilizan ciertas comidas para consolar a los niños durante momentos de dolor: un cucurucho de helado después de una caída del columpio, o chocolate caliente en la cama cuando el niño está enfermo. Así, muchos de nosotros llegamos a la adultez asociando ciertas comidas, y quizá el acto de comer en general, con un sentimiento de seguridad y protección.

• Están a dieta permanente y experimentan frecuentes fluctuaciones de peso. Como hemos visto, la ingesta contenida a menudo es contraproducente, pues anima a quien está a dieta a darse un atracón. Al igual que las bulímicas, que sólo pueden atracarse y ayunar, nunca comen de manera normal. La mujer que se somete a dieta permanente puede desarrollar un problema similar en menor grado: puede seguir la dieta durante un tiempo, luego come todo lo que quiere —no un verdadero atracón, pero sí suculentos platos incluso si no está hambrienta— y luego se pone de nuevo a dieta. En otras palabras, muchas personas simplemente no han aprendido a comer con moderación.

Ingesta compulsiva, estar a dieta y peso

Una persona que realiza una ingesta compulsiva no tiene necesariamente que tener sobrepeso. Quizá *piensa* que se la ve gorda, pero para un observador objetivo puede resultar *perfectamente* normal, quizá incluso delgada.

El peso y el talle del cuerpo tienen un fuerte componente genético. Si sus padres no eran gordos, sólo hay un 20 por ciento de probabilidades de que usted sea gorda. Pero si uno de sus padres era gordo, el riesgo se dobla al

40 por ciento; y si sus dos padres eran gordos, las probabilidades alcanzan el 80 por ciento. Así, las personas que proceden de familias de gordos deben librar una ardua batalla para mantenerse esbeltas de acuerdo con la moda actual. De hecho, muchos expertos creen que las personas gruesas a menudo no comen más que las esbeltas, sino que son gruesas por provenir de padres gruesos. Debido a causas genéticas, el cuerpo de una persona gorda almacena un exceso de calorías, mientras que una delgada simplemente las quema mediante el ritmo metabólico.

Aún más, el hábito de estar a dieta para perder peso, luego recuperarlo, luego estar a dieta de nuevo, recuperarlo de nuevo y así sucesivamente, sólo consigue hacer más difícil mantener una figura esbelta. La investigación tanto en humanos como en animales ha demostrado que resulta cada vez más fácil aumentar de peso después de una dieta; en otras palabras, el peso regresa más rápido después de cada régimen a causa de los cambios metabólicos que tienen lugar cada vez que se sigue una dieta. Además, la proporción de grasa en el peso ganado aumenta cada vez. Incluso si usted recupera sólo el peso que ha perdido, la parte de grasa de ese peso será mayor que antes.

Hoy en día casi todos los expertos en el campo de la investigación del peso, la obesidad y el trastorno de la ingesta creen que ésta es sólo uno de los muchos factores que determinan el peso de una persona. También parece evidente que la fluctuación crónica del peso tiene su efecto en el cuerpo y, a la larga, hace más difícil el estar esbelta.

DESAFÍOS DEL TRATAMIENTO

Si usted busca ayuda para la ingesta compulsiva dispone de varias opciones. La terapia conductista cognitiva, que se analiza en el capítulo siguiente, puede ayudar porque exige que usted se centre en su conducta y las razones de ella. Algunas veces sólo se necesita cambiar hábitos arraigados a lo largo de los años, como el hombre que comía toda la barra de pan porque su mujer no estaba allí para trocearla. Otras personas pueden sacar provecho de los grupos de autoayuda o apoyo, en los cuales los miembros se ayudan unos a otros en su lucha contra un problema común. Y, para otras, la solución puede consistir en eliminar la fuente del estrés que las ha inducido a comer en demasía. Una mujer comprobó que comía cada vez más a medida que su trabajo se hacía más y más difícil. Después de encontrar un trabajo más agradable, descubrió que perdía peso y a raíz de ello reparó en que había dejado de tomar tentempiés entre las comidas y que ni siquiera pensaba en ellos.

Si usted realiza una ingesta realmente compulsiva, su mayor desafío puede ser aceptar su cuerpo tal como es. Si es delgada pero piensa que está demasiado gorda, su desafío puede ser aceptar que su peso se mantiene dentro de los límites normales. Una vez conseguido esto, la terapia puede centrarse en fortalecer su autoestima y determinar por qué usted considera tan importante tener determinado aspecto.

Para alguien que naturalmente tiene sobrepeso los desafíos aumentan. Esta persona no sólo debe llegar a agradarse a sí misma tal como es, sino también desarrollar la fortaleza interior para combatir las recriminaciones de una sociedad que suele equiparar obesidad con holgazanería, fealdad con ineptitud. Afortunadamente, el prejuicio contra las personas gordas parece ir disminuyendo lentamente, como se verá en el capítulo VII.

CONCLUSIÓN

Las mujeres que realizan una ingesta compulsiva son de todas las figuras y tamaños y comen por un sinnúmero de razones. Algunas se atracan, otras no. Pero todas parecen compartir una característica de una subyacente falta de autoestima. Muchas también tienen historias de estar a dieta estricta y fluctuaciones de peso. Para un observador, este trastorno de la ingesta puede parecer menos grave que la anorexia o la bulimia, pero si usted realiza una ingesta compulsiva, o conoce a alguien que la realiza, los problemas derivados son tan difíciles y dolorosos como los que padecen las más escuálidas anoréxicas o las más intratables bulímicas. La segunda parte de este libro analiza la ayuda de que se dispone para estas pacientes.

SEGUNDA PARTE

CÓMO PROPORCIONAR AYUDA

V

EL TRATAMIENTO DE LA ANOREXIA Y LA BULIMIA

LA INTERVENCIÓN

Sarah y Rick estaban aterrorizados. Durante meses habían observado a su hija de quince años, Katie, comer cada vez menos. Durante las últimas semanas la muchacha pareció no comer en absoluto; en las comidas simplemente se sentaba a la mesa y se limitaba a mover la comida en el plato. Cuando Sarah le suplicaba que comiera, Katie decía: «No tengo hambre» o «Ya he comido de eso y estoy llena». Sarah y Rick miraban impotentes cómo la figura de Katie se hacía cada vez más delgada y sus ropas más holgadas.

La gota que colmó el vaso se produjo una noche, a las dos de la madrugada. Incapaz de dormir, Sarah decidió bajar a ver la televisión, pero cuando cruzaba el vestíbulo oyó unos ruidos extraños procedentes de la habitación de Katie. Llamó a la puerta, pero no hubo respuesta y los ruidos continuaron. Alarmada, Sarah entró y encontró a Katie en ropa interior saltando a la comba. Estaba tan absorta en sus ejercicios que no la había oído llamar.

Un estremecimiento descendió por la espalda de Sarah

cuando vio la esquelética silueta de su hija. Decidió hacer algo al respecto al día siguiente.

La confrontación se produjo varios días después. Rick convenció a Sarah de esperar unos días y planear exactamente qué iban a decir y cómo plantear el problema con calma. Sabían por experiencia que Katie tenía respuestas para todo, respuestas que en el momento sonaban razonables pero que se desmoronaban cuando uno las cavilaba más tarde. Además, mientras la afección de Katie persistía, ellos habían leído algunas cosas acerca de la anorexia nerviosa, e incluso se habían enterado de que un hospital cercano estaba llevando a cabo un serio programa de tratamiento de trastornos de la ingesta. Sabían que cuanto más tiempo se mostraran indecisos más se agravaría la enfermedad de Katie.

Sin embargo, Sarah y Rick se sentían aterrados. «¿Y si nos equivocamos —se preguntaban—. ¿Y si estamos reaccionando de manera exagerada? Después de todo, muchas adolescentes tienen etapas en que se someten a dieta. ¿Y si hay otra explicación?» Pero entonces Sarah recordó la imagen de la figura emaciada de Katie y supo que tenía que ayudar a su hija.

Rick fue en busca de Katie. Sarah sonreía nerviosamente cuando entraron en el salón. Con la voz más serena que pudo articular, Sarah dijo: «Siéntate, querida. A tu padre y a mí nos gustaría hablar contigo.»

Rick se sentó junto a Sarah, y ella comenzó.

«Cariño, estoy muy preocupada por ti. Cuando te encontré haciendo ejercicios la otra noche y vi lo delgada que estás, me asusté. Te quiero, y quiero ayudarte, creo que te estás haciendo daño.»

«Katie, yo también te quiero, y también tengo miedo —dijo Rick—. Me inquieta cuando te sientas a la mesa y no comes, o cuando te quedas en tu habitación y no sales con tus amigas. Tu madre y yo hemos leído algunas cosas sobre el tema y tememos que te pueda pasar algo si continúas actuando así.»

Entonces, Katie se puso de pie y exclamó: «¿Se me permite hablar o sólo debo escuchar lo que queréis decirme? ¿Qué hacéis, os sentáis y contáis cada bocado que tomo? ¿Controláis cada vez que entro o salgo? Para vuestra información, como mucho. No me pasa nada... ¡sois vosotros los que provocáis todo esto!»

Sarah y Rick quedaron impresionados por este torrente de emociones y palabras. Esperaban alguna resistencia, pero no tan fervorosa. No obstante, Sarah respiró hondo e insistió. «Cariño, no puedo aceptar que digas que no pasa nada. Saltar a la comba a las dos de la madrugada no es normal. No comer en todo el día más de tres zanahorias no es normal. Tu padre y yo estamos realmente preocupados, Katie, y no podemos permitir que esto continúe. Sé que tomar la decisión de cambiar algo no es fácil, pero tenemos que enfrentarnos a ello.»

Las cosas no cambiaron de la noche a la mañana, pero a la larga, a pesar de sus ruidosas protestas, Katie aceptó entrar en un programa de tratamiento, y Rick y Sarah participaron con ella en la terapia de familia.

La confrontación con Katie es un ejemplo de intervención, porque los padres constataron que su hija estaba desarrollando una actividad autodestructiva e intervinieron para ayudarla. La intervención a menudo es utilizada por quienes quieren a la persona afectada y les preocupa su conducta, sea un trastorno de la ingesta, abuso de drogas o alcohol u otras clases de comportamientos autodestructivos. Si usted se siente preocupado por alguien, la intervención puede ser un medio eficaz de comunicar su preocupación, establecer algunas reglas y, quizá, que la persona afectada decida buscar ayuda. Si usted considera necesario intentar una intervención, recuerde estos puntos:

1. Si es posible, comente sus intenciones con un consejero, un clérigo o un médico de cabecera. Siga su consejo para proceder de la mejor manera. Incluso usted puede considerar oportuno que esta persona esté presente en la intervención.

2. Planifique la intervención con cuidado. Quiénes deberán estar allí: ¿ambos padres, uno de los padres, los padres y hermanos, una amiga íntima especial, el novio o el marido? En general, las personas idóneas para participar son las más próximas a la paciente, quienes la ven con mayor frecuencia y aquellas cuyas vidas se han visto afectadas por su conducta. También planifique el tiempo, de manera que no haya distracciones, y piense en lo que va a decir, incluso ensáyelo con anticipación. Recuerde que Rick y Sarah se tomaron unos días para decidir qué decir y cuándo decirlo.

3. Conozca los hechos. Rick y Sarah utilizaron ejemplos concretos de la conducta de Katie —saltar a la comba a las dos de la madrugada, su negativa a comer— para darle razones de su preocupación. Dos cuestiones afines:

> **3a.** No acuse ni critique. Decir «Estás destruyendo esta familia» es perjudicial y destructivo. Decir «Te estás matando» suena excesivo y melodramático, aunque pueda ser verdad. En su lugar, podría decir que se siente preocupado por su salud, quizá incluso por su vida.
>
> **3b.** Mantenga el centro en usted mismo. Afirmaciones como «No eres la hija que teníamos hace un año» suenan acusatorias y ponen a la paciente a la defensiva. Una vez más, recuerde el ejemplo de Rick y Sarah: ellos no dejaron de decir «Nosotros sentimos tal cosa cuando tú haces esto o aquello», lo que permitía a Katie ver el impacto de su conducta en ellos sin sentirse criticada ni juzgada.

4. Manténgase firme. Cuando Katie dijo «No me pasa nada...», su madre respondió: «Cariño, no puedo aceptar que digas que no pasa nada.» Puede que no se produzca un milagro de la noche a la mañana, pero eso no es razón para cambiar su opinión de que existe un problema.

5. Espere resistencia, en especial de una anoréxica. Una bulímica puede mostrarse más dispuesta a considerar lo que usted tiene que decir, pero la negativa a aceptar que hay un problema es una de las señales distintivas de la anorexia nerviosa. Las anoréxicas obtienen una sensación de orgullo e identidad del hecho de estar delgadas y se sienten atacadas cuando alguien trata de cambiarlo.

6. Documéntese. Lea bibliografía sobre el tema de los trastornos de la ingesta. Infórmese de si hay algún programa o grupo de apoyo en su comunidad. Si usted le dice a alguien que necesita ayuda, tiene que saber dónde puede obtenerla.

7. Recuerde el propósito de la intervención. Su objetivo es ayudar a la persona afectada de un trastorno de la ingesta. Si no lo consigue la primera vez, continúe intentándolo: no renuncie ni pierda de vista su objetivo. Recuerde, cuanto más tiempo pasa un trastorno de la ingesta sin tratamiento tanto peor se vuelve.

8. Reconozca los miedos de la paciente. Sarah así lo hizo cuando comentó que el cambio podía asustar a su hija. Para una anoréxica o una bulímica, la idea de cambiar hábitos mantenidos durante meses, quizá años, asusta de verdad. Una anoréxica también puede temer que usted esté intentando convertirla en una gorda. No minimice estas preocupaciones, aunque a usted le parezcan irracionales. Asegúrele que usted desea devolverle la salud, no convertirla en una gorda, aunque en ese momento ella no sea capaz de comprender esta razón. Y, una vez más, manténgase firme.

9. No espere. Cuanto usted más se demore más se atrinchera el trastorno de la ingesta. Es muy importante intervenir pronto porque probablemente no conseguirá resultados inmediatos. Quizá se requieran varios días o varias semanas para que una anoréxica acepte finalmente buscar ayuda, puede que nunca consienta hacerlo y tenga que coaccionarla. Por su parte, es probable que una bulímica consienta con más facilidad.

10. No olvide sus propias necesidades. Un trastorno de la ingesta tiene efectos en la vida de la familia. Busque asistencia sociopsicológica, encuentre un grupo de apoyo, haga todo lo necesario para asegurarse de que usted se está cuidando de la manera correcta.

Entonces, ¿qué?

En esencia, los objetivos de la terapia de los trastornos de la ingesta son similares para la anorexia y la bulimia, pero las circunstancias pueden ser distintas. Como ya se ha señalado, hay mayores posibilidades de que alguien con anorexia no quiera buscar ayuda por sí misma; se presentará, probablemente de mala gana, con uno o los dos padres. Y debido a que ella seguramente estará aún viviendo en casa de sus padres, la terapia de familia probablemente será parte de su tratamiento. Esto no significa que si usted es el padre o la madre de una anoréxica haya fracasado, simplemente significa que los miembros de la familia necesitan nuevas maneras de comunicarse entre ellos de modo que puedan cambiar el entorno que favoreció el desarrollo de la enfermedad.

Por otra parte, las bulímicas por lo general son mayores y pueden haber vivido independientemente durante algún tiempo. A menudo tienen buenos trabajos y pueden incluso haber formado ya sus propias familias. Alguien con bulimia suele saber que tiene un problema y puede querer ayuda, pero quizá se siente demasiado avergonzada para revelar su secreto a alguien; la terapia de grupo es importante porque les permite comprobar que hay muchísimas personas que padecen la misma enfermedad. Si son sus propios hábitos de la ingesta los que la afligen, tenga la seguridad de que los profesionales de las clínicas de trastornos de la ingesta han visto y oído todo. La conducta que a usted puede parecerle vergonzosa a ellos simplemente les indica que usted está sufriendo un daño y que quiere ayuda.

Cómo buscar un programa

Ahora que usted ha decidido buscar ayuda para usted misma o para alguien a quien quiere, ¿por dónde empezar? Su médico de cabecera o pediatra es un buen comienzo. Hoy en día los médicos están más informados acerca de los trastornos de la ingesta que hace veinte años, y ahora la mayoría de ellos comprende que son enfermedades que necesitan tratamiento especializado. Si usted tiene un médico de cabecera, él probablemente esté familiarizado con los mejores tratamientos.

Si ésa no es una opción, actualmente muchos hospitales disponen de programas para el tratamiento de trastornos de la ingesta que abarcan desde la terapia completa de pacientes internas hasta grupos de pacientes externas. Si hay un hospital cerca de su domicilio, usted puede telefonear al departamento de psiquiatría o a la asistencia social de la comunidad y preguntar si tienen un programa así. Si ellos no lo tienen, quizá puedan remitirla a uno que sí lo tenga. Las facultades de medicina y los hospitales universitarios también son buenas fuentes. Una vez más, pregunte por el departamento de psiquiatría.

Cuando examine un programa, algunas de las preguntas que debe formular son:

- ¿Cuáles son las referencias del personal, de la persona o personas a cargo del programa?
- ¿Cuál es la experiencia del personal? ¿Cuánto hace que existe este programa? ¿Cuál es el porcentaje de éxito?

• ¿Cuáles son los componentes de este programa? ¿Cuánto dura el proceso de evaluación y en qué consiste? ¿Cuánto dura el período de internamiento y en qué consiste? ¿La medicación es siempre recetada? Si es así, ¿en qué circunstancias y de qué clase? ¿Cuánto dura el período de seguimiento?

• ¿Pagará mi seguro todo o una parte de este tratamiento? No todas las pólizas cubren esta clase de terapia. Consulte con su gestor, agente de seguros o la persona que se ocupa de estos asuntos.

Recuerde que una relación estrecha y de confianza entre paciente y terapeuta es esencial para la relación terapéutica. La paciente debe sentirse cómoda con las personas que la tratan —o al menos con el terapeuta principal—, de lo contrario hay muchas probabilidades de que la terapia no resulte tan eficaz como podría. Como ha dicho un experto: «No crea a quienes le digan que ellos han descubierto una cura para los trastornos de la ingesta o que la suya es la única manera que da resultado. Sobre todo, siga su propia intuición. Si algo no le satisface, siga buscando.»

EL PROCESO DEL TRATAMIENTO

Objetivos del tratamiento

El éxito de la terapia para los trastornos de la ingesta depende de muchos factores, entre ellos: la propia personalidad de la paciente y el deseo de cambio; la duración de su trastorno; la edad a que comenzó la enfermedad; su historial familiar; su nivel de habilidades sociales y vocacionales, y la concurrencia de otros trastornos como la depresión.

Es importante recordar que no hay una cura milagrosa para los trastornos de la ingesta. Usted no puede darle a alguien una píldora o pronunciar una palabra mágica y esperar que el trastorno desaparezca. Estas enfermedades implican problemas contra los que las pacientes han luchado y seguirán luchando durante la mayor parte de sus vidas. Pero un buen programa de tratamiento ayudará a reforzar la autoestima y enseñará a las participantes cómo enfrentarse a sus problemas sin incurrir en conductas autodestructivas. Para las pacientes que lo necesitan, el programa también ayudará a restaurar la salud y la fuerza físicas. En general, los tres objetivos principales de la terapia son:

1. Mitigar los síntomas físicos peligrosos o que representan una amenaza para la vida.

2. Enseñar a la paciente a comer normalmente y a disfrutar de una relación más relajada con la comida.

3. Investigar, con la esperanza de cambiarlos, los pensamientos destructivos en relación con el comer, el peso y la comida.

Si usted comprueba los principales programas de trastornos de la ingesta descubrirá que los de mayor éxito presentan dos elementos esenciales: terapeutas con los que las pacientes desarrollan relaciones amables y de confianza, y un enfoque dirigido tanto a los miedos de la paciente respecto del peso y a sus efectos en su autoestima como a los problemas psicológicos subyacentes que ayudan a que la enfermedad prospere.

EVALUACIÓN

Antes de que alguien inicie un tratamiento, como paciente interna o externa, debe ser evaluado su estado físico y mental general, la gravedad de su trastorno, la eventual existencia de trastornos concurrentes y su voluntad para cambiar.

Para que la terapia dé resultado, los médicos y terapeutas necesitan la mayor información acerca de la persona a quien intentan ayudar. Si usted es el padre o la madre de una anoréxica, ellos quizá quieran reunirse con usted también, pero la atención se centrará en ella, al menos hasta que ustedes se reúnan para una terapia de familia. Un trastorno de la ingesta implica todas las facetas de la vida de alguien: su imagen de sí misma, su relación con la familia y los amigos y su habilidad para hacer valer sus derechos y dar a conocer sus necesidades. Como hemos señalado, la mayor parte de los afectados obtienen del trastorno una gran parte de su propia imagen; es decir, mediante éste pueden verse como delgadas o especiales o fuertes. Imagínese qué se siente al desarrollar un rasgo del que usted está especialmente orgullosa, ¡sólo para que le digan que tiene que cambiarlo! Ésta es la tarea a que se enfrentan las personas que emprenden un tratamiento: asumir que el rasgo del que se está tan orgullosa es perjudicial. Por esta razón, la evaluación debe ser lo más detallada posible, de manera que el terapeuta pueda adaptar la terapia a cada paciente individualmente, con lo que incrementa las probabilidades de recuperación.

Cuestionarios

Se han desarrollado varios cuestionarios especializados para evaluar a las pacientes. Ayudan a evaluar las actitudes de alguien hacia el peso y la figura, y clarifican las características psicológicas como los rasgos de personalidad, grado de desempeño social y problemas similares. Dos cuestionarios de amplio uso son el Test de Actitudes de la Ingesta de Comida (TAIC) y el Inventario de los Trastornos de la Ingesta (ITIC). El TAIC consiste en 26 preguntas destinadas a medir la presencia de patrones de la ingesta trastornados y determinar si la paciente sufre de anorexia nerviosa. Con 91 preguntas, el ITIC (técnicamente, ITIC-2, porque ahora está en uso una nueva edición revisada) es más ambicioso y está destinado a medir una serie de síntomas psicológicos que se piensa contribuyen al desarrollo y mantenimiento de los trastornos de la ingesta: tendencia a la delgadez, insatisfacción corporal, perfeccionismo, estados corporales interiores como hambre o fatiga, inseguridad social, ascetismo (negarse a sí misma el placer y el desenfreno), bulimia, ineficacia, desconfianza interpersonal, miedo a la madurez y regulación de los impulsos. Además de para la evaluación inicial, los terapeutas a menudo usan el ITIC para obtener una mejor comprensión de la paciente, planificar un tratamiento más eficaz y medir su progreso.

Es importante comprender que, en sí mismos, estos cuestionarios no se pueden usar para diagnosticar trastornos de la ingesta. Eso sólo se puede hacer en una entrevista, en la cual un médico reconoce a la paciente potencial cara a cara. Lo que el TAIC y el ITIC sí pueden hacer es indicar quién es más propensa a tener un trastorno de la ingesta y cuáles pueden ser algunos de sus problemas propios.

La entrevista

La entrevista de evaluación ayuda al médico o al terapeuta a obtener una idea más clara del estilo de vida de la paciente, su peso actual, historial de dieta y fluctuaciones de peso, hábitos de la ingesta y actitudes hacia el peso y la figura. La asistencia al trabajo o a clase, las relaciones con la familia, el marido, el amante o los amigos, y los intereses y ocupaciones exteriores son de interés porque arrojan luz sobre sus habilidades de desempeño, el grado de independencia y la medida de su aislamiento. Desde luego, usted deberá contar con que el médico tenga interés en conocer los intentos pasados y presentes de estar a dieta, atracarse y vomitar; el uso de laxantes, diuréticos y píldoras de dieta; los estados de ánimo durante las comidas y los atracones; patrones de ingesta y sentimientos acerca de tener el peso y la figura «correctos». Por último, el entrevistador querrá saber si la persona está preparada para cambiar y si está dispuesta a recibir terapia. Incluso la mejor terapia puede fracasar si la paciente no se compromete a realizarla.

También es importante una evaluación física. Si una mujer presenta una figura emaciada y es incapaz de pensar con claridad, o se muestra agitada con pulso irregular y otros signos de posible desequilibrio de electrólitos, puede requerir hospitalización inmediata. Como el lector ha aprendido en los capítulos II y III, un deterioro físico tan extremo afecta el funcionamiento mental y la capacidad de obtener beneficio de la terapia.

OPCIONES DE TRATAMIENTO

Después de la evaluación, usted recibirá recomendaciones para el tratamiento. No se alarme si el curso del tratamiento propuesto no es exactamente como aquellos sobre los que usted ha leído u oído hablar a sus amigos. No hay un método estandarizado para tratar los trastornos de la ingesta. Según una destacada autoridad: «El mejor tratamiento es el que da resultado.» Lo importante es que el programa sea exhaustivo, que combine psicoterapia con terapia nutricional y asistencia sociopsicológica y, si es necesaria, atención médica especializada. La terapia con medicamentos, empleada en algunos casos, se analiza en el capítulo VI.

Psicoterapia individual

Quizá el aspecto más importante de la psicoterapia para los trastornos de la ingesta es el desarrollo de una relación cálida entre la paciente y su terapeuta. A las personas afectadas de estos trastornos frecuentemente les resulta difícil confiar en los otros, en especial cuando se les pregunta por hábitos de la ingesta que ellas mismas consideran raros o repulsivos; temen que todos los demás también se sientan asqueados. Recuerde que uno de los componentes clave de un trastorno de la ingesta es el miedo irracional a engordar. Es necesario un alto grado de confianza por parte de la paciente para confiar en el terapeuta cuando éste le dice «Esta comida no te engordará». Así pues, la enferma debe abandonar sus miedos y comenzar a desarrollar hábitos alimentarios normales.

Psicoterapia tradicional

Los métodos de terapia tradicionales animan a la paciente a reflexionar acerca de su infancia, sueños y sentimientos no expresados para, de ese modo, adquirir una nueva percepción de su conducta actual. Al reconocer el papel de estas influencias subliminales, dice la teoría, la paciente adquirirá una nueva percepción de sus acciones y las cambiará.

En el tratamiento de los trastornos, esta clase de terapia probablemente sirve mejor como accesorio de otros métodos. Hoy en día los psicólogos saben que el conocimiento acerca de las raíces de su conducta no hará necesariamente que usted cambie esa conducta, y el tratamiento de los trastornos de la ingesta en realidad no obtendrá éxito a menos que se cambie los hábitos alimentarios de la paciente. De hecho, como hemos mencionado, muchas pacientes pasan años en terapia tradicional sin siquiera revelar que tienen un trastorno de la ingesta. De ese modo, al finalizar la terapia, pueden conocerse a sí mismas un poco mejor, pero todavía conservar su trastorno de la ingesta. Por otra parte, a medida que la paciente consigue el control de su ingesta, la psicoterapia tradicional puede ayudarla a identificar y manejar algunos de los sentimientos que contribuyeron al trastorno.

Modificación de la conducta

Esta forma de terapia es quizá antagónica con respecto a la psicoterapia tradicional, porque ignora por completo los sentimientos subyacentes y se centra sólo en la conducta cambiante. La modificación de la conducta actúa sobre la base de un principio muy simple: reforzar una conducta deseada mediante premios y castigar o ignorar una conducta no deseada. Por ejemplo, a una anoréxica que alcanza una meta de peso predeterminada se le puede permitir ver una película o dejar de ir a clase un día. Si no logra alcanzar la meta, puede prohibírsele que vea la televisión. Un sistema similar de premios y castigos daría resultado con una paciente bulímica.

Esta forma de terapia da mejores resultados cuando la paciente está en el hospital, donde el personal puede controlar incentivos como la televisión, excursiones, etc. De hecho, cuando se aplicó por primera vez el método de la modificación de la conducta pareció dar resultado, si bien sólo temporalmente. Por desgracia, los terapeutas descubrieron más tarde que el efecto global era contraproducente. Las pacientes encontraron la estancia en el hospital tan desagradable que realizan las conductas deseadas sólo lo suficiente para ser dadas de alta. Una vez fuera, volvieron a sus viejas costumbres.

Terapia conductista cognitiva

La terapia conductista cognitiva, llamada TCC o CC, combina los mejores aspectos de la psicoterapia tradicional y la modificación de la conducta. Este método requiere conocimiento (*cognición*) y desafío de las conductas y pensamientos autodestructivos, seguido de apropiados cambios en la *conducta*. De esta manera la paciente trabaja simultáneamente en las motivaciones interiores y las manifestaciones exteriores. TCC implica los siguientes pasos:

- Intensificar el conocimiento de la paciente de sus propios patrones de pensamiento.
- Enseñarle a reconocer la conexión entre ciertos sentimientos, los pensamientos autodestructivos y la conducta de la ingesta trastornada.
- Examinar la validez de ciertos pensamientos o creencias.
- Sustituir las creencias erróneas por ideas más apropiadas.
- Cambiar gradualmente las suposiciones fundamentales que subyacen en el desarrollo de los trastornos de la ingesta.

Todos nosotros asumimos «creencias erróneas» en un momento u otro; la diferencia es que para una enferma de trastorno de la ingesta son más extremos, están más profundamente asentados e influyen en todo su enfoque de la vida. Algunos patrones de pensamiento típicos de tal sistema de creencias son:

Pensamiento blanco o negro. También llamado pensamiento «todo o nada», consiste en la convicción de que, si todo no es perfecto, el desastre está a la vuelta de la esquina. Por ejemplo, una bulímica puede creer: «Hoy comí un bombón. Lo he echado todo a perder, de manera que también podría atracarme.» En TCC se la animaría a examinar este razonamiento. ¿Qué quiere decir con «echarlo todo a perder»? ¿Ha visto alguna vez a una persona delgada comer sólo un bombón? Una vez ha comido el bombón, ¿ha aumentado instantáneamente todo ese peso que está tratando de evitar? Si comió sólo un bombón, ¿no indica precisamente que una nimiedad no tiene que conducir a un atracón? Tales preguntas buscan que la paciente reexamine su pensamiento y admita la posibilidad de que quizá hay otra manera de ver la situación.

Errores de atribución. «Lo sabía —dijo Linda cuando llegó a su última sesión de terapia—. He aumentado un kilo esta mañana, todo porque tomé ese muffin de arándanos la semana pasada. ¿Comprende lo que quiero decir? ¡No puedo comer esas cosas!» Linda cometió un error al valorar causa y efecto, y pensó que el muffin de arándanos era la causa de un efecto no deseado: el aumento de peso. De hecho, después de un pequeño sondeo por parte de su terapeuta, reconoció que estaba en fecha de período menstrual, que siempre le hacía retener líquido.

Pensamiento mágico. La afirmación de Linda también incluye un ejemplo de esta clase de creencia errónea: «¡No puedo comer esas cosas!» La menor indulgencia en una comida «prohibida» significa obesidad instantánea. Algunas personas aseguran: «Mi cuerpo no tolera los hidratos de carbono. Los convierte instantáneamente en grasa», o «Soy adicta al azúcar. Pruebo algo dulce y pierdo el control». Tales ideas atribuyen propiedades irreales y casi mágicas a la comida y al cuerpo humano. En este caso, un terapeuta podría servirse de un libro de nutrición o incluso pedir al experto de programas de nutrición que acuda a explicarle cómo el cuerpo metaboliza la comida, con el fin de ayudar a la paciente a comprender que no existe la llamada «comida mala».

Personalización. Anne, una anoréxica de quince años, pasó las vacaciones en un tratamiento del trastorno de la ingesta y para cuando regresó al instituto había aumentado algo más de tres kilos. Su profesora de matemáticas del año anterior, que en aquel momento había notado la extrema delgadez de Anne, la vio en el pasillo y le dijo: «¡Anne, estás estupenda! ¿Has pasado un buen verano?»

Durante el resto del día Anne se lamentó: «¿Habré engordado tanto que la gente lo nota? ¿Sabía ella que yo estaba sometida a terapia? Se suponía que nadie lo sabía. ¿Tenía tan mal aspecto el año pasado?» Y así sucesivamente. Anne había tomado el cortés comentario de su profesora como un drama, un reflejo quizá de la baja autoestima que caracteriza los trastornos de la ingesta. Gracias a la terapia, Anne aprendió a no dar importancia a tales comentarios; la profesora estaba contenta de ver a Anne, no se había enterado de que ella estaba en terapia, sino que simplemente pensó que tenía buen aspecto.

Exageración. La reacción de Anne ante el comentario de su profesora constituye un ejemplo de exageración: la tendencia a desorbitar las cosas. El cumplido de la profesora se convirtió en una amenaza. Al comienzo del tratamiento, Anne le dijo a su terapeuta: «¿Sabe usted lo que el especialista en dietética quería que comiera hoy? ¡Un bocadillo y un plátano! Ya he aumentado medio kilo... me estoy convirtiendo en una cerda asquerosa.»

A menudo los patrones de pensamiento negativos se desarrollan de manera similar a los patrones de la ingesta de comida negativos: comienzan como aberraciones inofensivas que a la larga llegan a formar parte de su vida y usted no puede imaginarse vivir sin ellas. Con la terapia usted puede aprender a reconocer cuándo comienza a incurrir en tales patrones y puede detenerse y decir: «Alto ahí. ¿Estoy reaccionando de manera exagerada? ¿Hay otra manera de considerar esto?»

La TCC se ha practicado con buenos resultados en pacientes de bulimia y ha sido recomendada para el tratamiento de la anorexia, pero su efecto a largo plazo en esta última aún no se conoce con seguridad. Las anoréxicas a menudo necesitan tratamiento a más largo plazo que el que la TCC puede proporcionar; en cambio, las bulímicas suelen reaccionar en unos cuatro meses. Actualmente están en marcha estudios para medir el resultado de las anoréxicas tratadas con TCC.

TERAPIA DE GRUPO

Para las personas que nunca lo han intentado, la idea de la terapia puede resultar aterradora. Descubrir sus pensamientos más íntimos, hacer frente a sus miedos más sombríos... es una perspectiva que asusta. Y la idea de hacerlo en un grupo puede convertirlo en aún peor. Sin embargo, el propósito de la terapia de grupo es justamente lo contrario: busca proporcionar una fortalecedora red de personas que saben lo que usted está padeciendo y quieren ayudarla a fortalecer su confianza en usted misma de manera que ya no tenga que estar dominada por sus dudas y miedos.

La terapia de grupo parece especialmente valiosa en el tratamiento de la bulimia. Según un estudio reciente, esta terapia era más beneficiosa que los medicamentos o la terapia individual (aunque ésta tenía un efecto inmediato mayor). Puesto que muchas bulímicas creen que son las únicas que se dedican a esas horribles prácticas, resulta terapéutico —además de producir un tremendo alivio— enterarse de que otras personas también hacen esas cosas. Los grupos de terapia exigen un compromiso firme, algunos incluso tienen contratos que las pacientes firman comprometiéndose a asistir a determinado número de sesiones, mantener un peso normal y seguir hábitos alimentarios regulares. Algunos grupos pueden durar sólo unas semanas, pero otros se prolongan durante un año o más. Algunos investigadores han sugerido que los afectados de bulimia no grave tienden a prosperar en los grupos, mientras que los casos más graves responden mejor a la terapia individual. No obstante, la mayoría de expertos cree que la terapia ideal se compone de ambas.

Se sabe menos acerca de la terapia de grupo para la

anorexia nerviosa. Algunos terapeutas se lamentan de que, lejos de tratar de cambiar su conducta, en grupo las anoréxicas compiten fieramente por ver quién consigue mantener el peso más bajo o pasar más tiempo sin comer. Además, la terapia prolongada que necesitan muchas anoréxicas provoca que muchos grupos sean inapropiados, puesto que nos es usual que un grupo de terapia dure tanto tiempo.

TERAPIA DE FAMILIA

Muchos terapeutas recomiendan la terapia de familia como parte del tratamiento contra la anorexia nerviosa, porque las anoréxicas con frecuencia son más jóvenes que las bulímicas y todavía viven con sus familias. Si usted es padre o madre de una anoréxica, puede preguntarse por qué toda la familia tiene que someterse a terapia. ¿Presuponen los terapeutas que usted está loco o loca? ¿O que usted ha fracasado como padre o madre? Por supuesto que no. La terapia de familia simplemente permite al terapeuta observar los patrones trastornados que ayudaron a dar origen al trastorno de la ingesta. Durante la terapia de familia el terapeuta puede contemplar cómo se comunican los miembros de una familia entre sí, e incluso los lugares que los diferentes miembros ocupan en el despacho del terapeuta revelan mucho acerca de las alianzas e interacciones de la familia. Algunos terapeutas tratan de observar a la familia reunida durante las comidas con el fin de obtener indicios acerca de las actitudes familiares. A la larga todo esto puede ayudar a que la paciente anoréxica reconozca los patrones negativos de la familia, a que se vuelva más firme y a que la familia en conjunto aprenda mejores maneras de ayudar a que cada miembro logre satisfacer sus necesidades.

Características de la terapia de familia

Como su nombre indica, esta clase de terapia trata a la familia entera como paciente. De manera similar a la terapia individual de una anoréxica, hay una etapa de evaluación inicial durante la cual el terapeuta conoce a los otros miembros de la familia. En esta etapa inicial el terapeuta también colaborará con los miembros de la familia en elaborar un plan para ayudar a la persona que padece un trastorno de la ingesta; por ejemplo, cómo comenzar a aumentar de peso o detener el atracón y la purga. Estos problemas son urgentes porque la salud de la enferma está pendiente de un hilo.

Una vez el trastorno de la ingesta está más o menos controlado, la terapia familiar pasa a la etapa siguiente. El terapeuta ayuda a la familia a enfocar el trastorno en el contexto del desempeño de la familia como unidad. Por ejemplo, puede resultar que el trastorno empezó exactamente cuando los padres comenzaron a hablar de divorcio o cuando la madre quedó embarazada de nuevo. Si la paciente ha llegado a creer que no puede expresar sus dudas y miedos abiertamente, o si por alguna razón comienza a sentirse ignorada o no querida, puede desahogarse riñéndose a sí misma por estar demasiado gorda. Expresar estos sentimientos es incómodo para todos los implicados, pero en la terapia usted aprenderá que el conflicto y la discrepancia son una parte normal de la vida familiar. El terapeuta le demostrará que los sentimientos pueden verbalizarse y los conflictos resolverse sin amenazar toda la estructura familiar. Si todo va bien, en esta etapa los padres aprenderán a ayudar a su hija a crecer y ésta aprenderá a hacerse más independiente.

La mayoría de los buenos terapeutas aspira a proporcionar a sus pacientes habilidades para desempeñarse bien sin utilizar la terapia como una muleta durante el resto de sus vidas. La terapia de familia no es diferente: en la última etapa, el terapeuta tratará de ir apartando a la familia de la terapia. Quizá recomiende otras formas de terapia, como terapia de pareja para los padres, si es necesaria, o terapia individual para un miembro en particular, pero el objetivo final es alentar el desempeño saludable e independiente de cada miembro y la unidad de la familia como un todo.

Terapia de familia para bulímicas

Esta sección analiza la terapia para las familias de anoréxicas, pero las familias con una bulímica también pueden beneficiarse. Las etapas de la terapia son similares. Además, algunos expertos han recomendado algunas pautas para las familias de bulímicas (aunque probablemente también darían resultado para las familias de anoréxicas): Permitir a los miembros de la familia escoger lo que comen; hacer responsable a la paciente de sus quehaceres domésticos (si los de la cocina son demasiado estresantes, puede elegir otros, pero tiene que hacerlos) hacerla responsable de su conducta, por ejemplo, pagar la comida que consuma durante un atracón o limpiar el baño después de una purga. No hacer comentarios acerca de su peso o aspecto; no estar pendiente de cada bocado que coma, ni vigilarla en otros aspectos; no reñir durante las comidas; no dar por sentado que saben lo que ella piensa acerca de algo (es mejor preguntarle y dejar que ella misma exprese sus opiniones).

TERAPIA NUTRICIONAL

El objetivo de la terapia nutricional es ayudar a la paciente a asumir que puede comer todo lo que quiera con moderación. Para lograrlo, ella debe estar libre de su temor a que todo lo que coma la hará engordar. Para la anoréxica, esto implica atravesar un muro de negación: su insistencia en que le gusta el aspecto que tiene, le gusta cómo es, no le pasa nada, sus hábitos alimentarios son buenos. Aquí no hay trucos psicológicos, pero la paciente debe enfrentarse a una firme prueba de que está demasiado delgada —pérdida de la menstruación, el hecho de que siente frío todo el tiempo, que le hace daño sentarse en una silla dura o simplemente que está un 30 por ciento por debajo del peso ideal para su edad y altura—, seguida de una compasiva y sagaz persuasión para que coma. Este simple enfoque, reconociendo los miedos de la paciente pero insistiendo en que coma de todos modos, ha obtenido resultados sorprendentemente buenos.

Para la bulímica, el desafío consiste en aprender que comer pequeñas cantidades de sus comidas favoritas no conduce necesariamente a una sesión de atracón y purga. Algunos terapeutas creen que hasta que la bulímica haya aprendido a comer normalmente de nuevo, las decisiones acerca de qué y cuándo comer deberá tomarlas otra persona. Muchos terapeutas animan a las pacientes a considerar la comida un «medicamento» que las protegerá de futuros deseos de atracarse. Hacia el fin de la terapia, se recomienda que el menú semanal de la paciente incorpore pequeñas cantidades de comidas antes «prohibidas» (es decir, comidas asociadas al atracón), de manera que compruebe que consumir esas cosas no la lleva automáticamente a un atracón. Si el deseo de atracón se vuelve irresistible, algunos médicos recomiendan tres estrategias: distracción, retraso o repetición.

- *Distracción.* La paciente simplemente se distrae de pensamientos de atracón o comida con otra actividad: dar un paseo, hablar por teléfono, ver la televisión, escuchar música, leer, cualquier actividad inofensiva que aparte su mente de la comida. Antes hemos visto que muchas bulímicas practican alguna de estas actividades para evitar atracarse, pero esto simplemente crea un ciclo vicioso de mayor tensión, un deseo aumentado de atracarse. La diferencia aquí radica en que estos pasos se dan aquí en un contexto terapéutico, bajo la guía de un médico o un consejero y junto con otras formas de tratamiento.

- *Retraso.* Antes de atracarse, la paciente lo retrasa con alguna tarea agradable como leer un libro o escuchar música. Esta actividad busca romper la conexión entre el *deseo* del atracón y el *acto* de atracarse. También puede servir como una distracción que ayuda a que el deseo mengüe.
- *Repetición.* Se anima a la paciente a repetirse varias frases hasta que estén firmemente ancladas en su sistema de creencias. Dos ejemplos de frases útiles son: «Puedo comer normalmente, no necesito atracarme» y «Comer es parte de mejorar, esta comida es mi medicación».

Autosupervisión

Informar de sus patrones de la ingesta, además de los pensamientos y sentimientos que acompañan a las comidas o los deseos de atracón y purga, ayuda a las pacientes a identificar los sentimientos negativos y el pensamiento contraproducente que contribuyeron a sus trastornos. En algunos programas la paciente lleva un registro de sus sentimientos previos a un atracón; en otros, registra los detalles acerca de su ingesta durante el atracón para explorar actitudes acerca del peso, la figura o el comer que pueden servir de base a algunas de sus prácticas. Los estudios han demostrado que las bulímicas que llevan un diario experimentan un descenso de entre el 25 y el 30 por ciento de sus síntomas.

Educación adicional

Muchos terapeutas animan a sus pacientes a aprender más acerca de sus trastornos. Provista de conocimiento acerca del desarrollo y el curso de los trastornos, de sus efectos en los procesos mentales y del pensamiento negativo que los mantiene, una paciente está mejor equipada para vencer las creencias y mitos que la llevan a enfermar.

¿QUIÉN NECESITA UN HOSPITAL?

La terapia de paciente externa para trastornos de la ingesta a menudo tiene éxito, pero hay casos en que ésta debe permanecer en el hospital. Esto ocurre cuando:

- Hay deterioros físicos graves o que representan un riesgo para la vida. Uno de los objetivos de la hospitalización es impedir que la paciente se haga algún daño adicional mientras recibe terapia.
- Se demuestra incapacidad de poner fin al ciclo de atracón-purga. Algunas pacientes bulímicas realmente desean cambiar, pero sólo pueden hacerlo bajo la constante supervisión del personal del hospital.
- Se detectan trastornos concurrentes como abuso de drogas, abuso de alcohol o miedos inmotivados. Estos problemas deben ser tratados lo más pronto posible, pues mientras tanto el trastorno de la ingesta no se podrá resolver realmente.

Los programas varían un poco de un hospital a otro, pero una sesión típica incluye estos elementos:

- Evaluación y etapa de diagnóstico de dos semanas antes de la admisión.
- Etapa de paciente interna que dura unas seis semanas y consiste en:

consejo y terapia nutricional para aumentar de peso,
evaluación médica,
terapia individual diaria,
terapia de grupo diaria,
terapia de familia (si corresponde).

• Seguimiento durante un año, consta de terapia individual, de grupo y de familia, de acuerdo con las necesidades de la paciente.

GRUPOS DE AUTOAYUDA Y GRUPOS DE APOYO

Existen muchos grupos de autoayuda y grupos de apoyo para las personas que no quieren o no pueden entrar en programas de tratamiento formal, o cuya terapia formal ha finalizado pero desean ayuda adicional. Los grupos varían ampliamente en calidad y filosofía, según la habilidad de las personas que los dirigen (si es que alguien los dirige) y la conciencia de sí mismos de sus miembros. Los grupos proporcionan orientación, apoyo emocional, sugerencias de mayor ayuda y una salida social para las personas que estén muy aisladas. El grupo recuerda a la paciente que no es la única, que otras mujeres se han visto envueltas en la misma conducta y no obstante se han recuperado. De este modo, la paciente deja de considerarse una desahuciada. Un buen grupo puede ayudar a una paciente a enfrentar y superar una crisis, además de arreglarse con los avatares de la vida cotidiana sin recurrir a su antigua conducta. En los grupos dirigidos por terapeutas, el papel de estos cambiará a medida que los miembros del grupo se vuelvan más fuertes y más hábiles para asumir responsabilidades.

Una desventaja que se ha asociado a los grupos menos formales es que, a diferencia de los grupos de terapia, no exigen asistencia regular, de manera que suele haber cierta cantidad de movimiento o inestabilidad en el número de miembros del grupo, lo que puede molestar a algunas personas.

DIFERENCIAS ENTRE LOS GRUPOS DE AUTOAYUDA Y LOS DE APOYO

Aunque con frecuencia los términos se usan de manera intercambiable, los grupos de autoayuda y los de apoyo son distintos. La autoayuda se refiere a aquellos grupos integrados enteramente por personas que padecen trastornos de la ingesta de comida, no hay miembros profesionales. En un grupo de autoayuda se anima a los miembros a contar sus historias personales, circunstancias actuales, cómo solían ser las cosas para ellos y cómo son en la actualidad. Familiarizados con los patrones de pensamiento distorsionados de alguien que padece un trastorno de la ingesta, los miembros del grupo pueden señalar ideas equivocadas y desafiarlas de una manera que resulta menos crítica que cuando procede de un miembro de la familia o un terapeuta profesional.

Los grupos de apoyo suponen la ayuda de uno o más profesionales, aunque sus papeles pueden cambiar a medida que cambian las necesidades de los miembros del grupo. Los terapeutas suelen formular preguntas y orientar comentarios que probablemente no se le ocurran a una persona no especializada en estas cuestiones.

COMILONES ANÓNIMOS

Puesto que está tan extendida y es tan popular, Comilones Anónimos (CA) se merece una breve consideración.

Fundada en 1960, CA es nieto de los programas de doce pasos cuyo prototipo es Alcohólicos Anónimos (AA). La filosofía que subyace en CA es que la ingesta compulsiva es una enfermedad progresiva, como el alcoholismo o la adicción a las drogas, y que puede controlarse con los mismos doce pasos que siguen los alcohólicos. El primer paso consiste en admitir que una se encuentra impotente ante la comida; el segundo, en admitir que una fuerza superior puede devolver la «cordura» al afectado; el tercero implica entregar la voluntad y la vida de una a Dios. Los pasos restantes exigen que el miembro se enfrente a sus errores y los expíe, para llevar una vida más espiritual y transmitir el mensaje de CA a los demás. CA es gratuita para todos aquellos que deseen unirse a ella, aunque en cada reunión se solicitan contribuciones voluntarias. Las anoréxicas, las bulímicas y las que realizan ingestas compulsivas son bien acogidas por CA; el único requisito para el ingreso es «el deseo de dejar de comer de manera compulsiva».

Casi todos los expertos entrevistados para este libro tenían opiniones encontradas acerca de CA. Uno de ellos afirmó que «recomendar que una anoréxica asista a CA equivale a negligencia». ¡Lo último que una anoréxica necesita es oír que su ingesta está fuera de control y que debe acudir a Dios o a una fuerza superior en busca de mayor control! En todo caso, debe aprender que la comida es una fuente de alimento y placer, y que de vez en cuando es bueno un pequeño exceso.

Otro problema reside en considerar que comer en exceso es una enfermedad adictiva o progresiva al igual que el alcoholismo. No lo es. La mayor diferencia es que usted *necesita* comer y, en cambio, puede vivir muy agradablemente sin probar el alcohol o las drogas. Para las personas que ya están luchando con problemas de la ingesta, alentarlas a ver la comida como un enemigo potencial es en realidad una tarea muy arriesgada.

Por último, CA es un grupo de autoayuda. No hay orientación profesional, y la dirección cambia cada semana debido a la teoría de que esto evita que ningún miembro alcance más responsabilidad o prestigio. Esto significa que las personas que padecen distintos grados de psicopatología deben confiar en la ayuda y el apoyo mutuos. También significa que alguien que necesita desesperadamente ayuda profesional puede asistir a reuniones durante meses o incluso años sin conseguir ningún progreso real, porque las personas alrededor de ella no están preparadas para reconocer sus necesidades.

Sin embargo, a pesar de las desventajas, millones de personas se sentirían perdidas sin las reuniones de CA a las que asisten. En estas reuniones tienen lugar muchos llantos y abrazos pues para muchas personas éste es el único lugar donde se sienten seguras como para expresar sus miedos, frustraciones y dudas. Para las personas criadas en familias en que los sentimientos nunca fueron expresados, CA puede ser un puerto seguro. Su filosofía probablemente da más resultado con las bulímicas, que pueden llegar a estar muy aisladas y que de hecho pueden sentirse adictas a su conducta de atracón-purga. La palabra «atracón» se aplicó por primera vez a los alcohólicos que se marchaban a juergas de borrachera que duraban varios días. Si usted encuentra útil CA, continúe asistiendo. Simplemente recuerde que ningún programa ni filosofía es perfecta, y si en algún momento siente que eso no es para usted, dejar de asistir no constituye un fracaso personal. Recuerde también que alguien con un trastorno de la ingesta firmemente consolidado probablemente necesita más ayuda que la que CA puede darle.

CONCLUSIÓN

Al leer este libro, al considerar un tratamiento para usted o para un ser querido, ha dado el primer y más importante paso hacia la recuperación: ha comprendido que hay un problema. Eso requiere mucho coraje.

Resultaría tentador agregar «A partir de aquí todo es cuesta abajo», pero eso sería falso. No obstante, sí es verdad que mediante una intervención y un tratamiento eficaces usted puede ayudar a suavizar la presión destructiva que los trastornos de la ingesta ejercen en las pacientes y sus allegados. Un buen programa de tratamiento no ofrece una curación de la noche a la mañana, pero sí ofrece esperanza.

VI

MEDICAMENTOS UTILIZADOS EN EL TRATAMIENTO DE LOS TRASTORNOS DE LA INGESTA

Los médicos han experimentado con una amplia serie de medicamentos para tratar los trastornos de la ingesta, con distintos grados de éxito. Se ha dicho que muchas clases de medicaciones ayudan a las anoréxicas a aumentar de peso y mantenerlo, pero la falta de estudios bien diseñados impide a los expertos extraer conclusiones firmes. Se han logrado mejores resultados en el tratamiento de la bulimia, para la cual al menos un nuevo medicamento (clorhidrato de fluoxetina, o Prozac) parece ayudar a prevenir los atracones. No obstante, muchas preguntas persisten, y la mayor parte de las personas que trata trastornos de la ingesta cree que los medicamentos nunca serán la primera elección de tratamiento, sino que seguirán al apoyo nutricional y la psicoterapia. Los médicos algunas veces pueden recetar uno o más de estos medicamentos si ven que la paciente no responde adecuadamente a la psicoterapia, pero recuerde que el tratamiento con medicamentos es sólo *una* parte de un tratamiento completo. Si usted o una persona que usted quiere se encuentra con alguien que reivindica tratar los trastornos de la ingesta *sólo* con medicamentos, ¡eche a correr! Los expertos están de acuerdo en que los medicamentos *nunca* deberían usarse como el *único* tratamiento para estos trastornos.

Antes de aceptar un medicamento, las pacientes deberían someterse a un examen físico completo, que la incluya análisis de hígado, corazón y riñón. *No utilice ninguno de estos productos si existe la más leve probabilidad de que usted esté embarazada.*

Lo que sigue es un resumen de los medicamentos con mayores probabilidades de ser usados en el tratamiento de la anorexia y la bulimia. Además de mantenerse alerta ante los efectos secundarios, los fabricantes de estos compuestos recomiendan que la paciente informe al médico de cualesquiera otras afecciones que puedan padecer y de otras medicaciones que esté tomando. También es importante que las pacientes adviertan a sus médicos de cualesquiera alergias relacionadas con los medicamentos.

Antidepresivos tricíclicos (ATC). Como su nombre indica, estos compuestos se utilizaron originalmente para combatir la depresión, y éste sigue siendo su uso principal. No obstante, también se han usado en el tratamiento de la anorexia y la bulimia. Se llaman «tricíclicos» a causa de su estructura química de tres anillos.

Los científicos aún no están seguros de cómo los ATC ejercen su efecto. No obstante, por lo general hay acuerdo en que influyen en la actividad de sustancias químicas llamadas neurotransmisores, usadas por las células nerviosas para ayudar a retransmitir mensajes a través del cerebro. Las pacientes pueden pasar varias semanas sin experimentar efectos terapéuticos, pero sí pueden padecer efectos secundarios como somnolencia, boca seca, estreñimiento y baja presión arterial. Otros efectos secundarios pueden incluir confusión, visión borrosa y vértigo, además de ganas incrementadas de hidratos de carbono o dulces, lo que puede resultar inquietante para alguien que está intentando superar un trastorno de la ingesta.

Los ATC incluyen amitriptilina (Elavil), imipramina (Tofranil) y nortriptilina (Palemor).

Inhibidores de la MAO (monoaminooxidasa). Estas medicaciones toman su nombre del hecho de que inhiben la acción de la enzima monoaminooxidasa, que destruye los neurotransmisores en el cerebro una vez cumplen su función. Cuando la acción de esta enzima es inhibida, los neurotransmisores se mantienen y se cree que ayudan a aliviar los síntomas de depresión y trastornos de la ingesta. Los inhibidores de la MAO actualmente en uso son isocarboxacida (Marplan), fenelcina (Nardil) y tranilcipromina (Parnate).

Al igual que los ATC, estos compuestos se utilizan en el tratamiento de la anorexia y de la bulimia nerviosa. Su principal desventaja consiste en que pueden intensificar seriamente el efecto de otros medicamentos, entre ellos metildopa (Aldomet, utilizado para tratar la presión sanguínea alta), levodopa (Dopar, Larodopa, recetada para la enfermedad de Parkinson), y de las anfetaminas, de las que a menudo abusan las pacientes de bulimia. En ocasiones se producen hemorragias intracraneales cuando se toman simultáneamente anfetaminas e inhibidores de la MAO. Esto también es peligroso cuando los inhibidores de la MAO se toman junto con píldoras para el resfriado o la alergia de venta libre que contienen efedrina o fenilpropanolamina (FPA). La FPA también se encuentra en las píldoras de dieta de venta libre. Por supuesto, un médico debe saber exactamente qué medicamentos utiliza una paciente antes de recetar inhibidores de la MAO.

Las pacientes que toman inhibidores de la MAO deben evitar las comidas que contengan el aminoácido tiramina, puesto que éste puede interactuar con los medicamentos y producir una peligrosa subida de presión arterial. Las comidas que hay que evitar son:

Quesos y productos lácteos

Azul
Boursault
Brie
Camembert
Cheddar
Crema agria
Emmenthal
Gruyère
Mozzarella
Parmesano
Romano
Roquefort
Stilton
Yogur

Carne/Pescado

Arenque en escabeche
Carne de caza
Carnes preparadas con ablandador
Caviar
Embutidos fermentados (bolonia, salami)
Hígado de vacuno o pollo
Pasta de camarones
Pescado seco (arenque salado)

Frutas/Verduras

Aguacates (especialmente si están demasiado maduros)
Extractos de levadura
Higos, en conserva o demasiado maduros
Plátanos
Salsa de soja
Uvas pasas

Bebidas alcohólicas

Cerveza (incluyendo algunas sin alcohol)
Jerez
Vino tinto (especialmente Chianti)

Alimentos que contienen sustancias químicas que hacen subir la presión arterial

Cualquier cosa con cafeína
Cualquier cosa con chocolate
Ginseng

Trazodone. También llamado Desyrel, el trazodone es otro antidepresivo que ha demostrado disminuir la frecuencia de los episodios de atracón-purga en las bulímicas, sin los importantes efectos secundarios de los ATC o los inhibidores de la MAO (trazodone pertenece a una categoría de compuestos diferente). También parece ayudar a que esas pacientes estén en remisión hasta diecinueve meses ininterrumpidos.

No obstante, a pesar de su baja frecuencia de efectos secundarios en el tratamiento de los trastornos de la ingesta, existe riesgo de efectos secundarios. Afecciones de la piel y trastornos del tracto digestivo y el hígado son sólo algunos de los efectos detectados en las personas que han recibido trazodone contra la depresión, aunque esas reacciones son relativamente poco frecuentes. Los efectos secundarios más comunes, y bastante menos graves, incluyen estreñimiento, pérdida del apetito sexual y retención de líquidos (edema).

Carbonato de litio. El mecanismo de acción de este medicamento en el tratamiento de los trastornos de la ingesta sigue desconocido, pero se ha demostrado que induce a aumentar de peso, reducir la frecuencia de los episodios bulímicos y a realzar el estado anímico. Entre los efectos secundarios más comunes se encuentra la náusea, que puede disminuir tomando el litio después de las comidas o en un compuesto de acción retardada; así como escozor y erupción cutáneas, que pueden evitarse utilizando el medicamento en su presentación líquida en lugar de la sólida (píldoras). Estos efectos secundarios no han sido bien documentados en las anoréxicas; en las pacientes bulímicas pueden minimizarse asegurándose que los niveles de litio en la sangre permanecen dentro de ciertos límites. La toxicidad del litio es un riesgo para las pacientes que se atracan, se purgan, abusan de diuréticos que disminuyen el nivel de sodio y reducen su ingesta de líquidos. Signos de la toxicidad del litio son: diarrea, vómito, náusea, somnolencia, músculos débiles y pérdida de coordinación, seguidos de desvanecimiento, vértigo, zumbidos en los oídos y convulsiones, si la toxicidad no es tratada.

El carbonato de litio tiene varios nombres comerciales: Eskalith, Lithane o simplemente Carbonato de Litio.

Carbohidrato de fluoxetina. Más conocido como Prozac, este medicamento ha sido en los últimos tiempos el centro de una gran controversia. Inicialmente los médicos consideraron que constituía un tratamiento eficaz y bastante seguro para mitigar la depresión, y luego descubrieron que también podía utilizarse para ayudar a las bulímicas a resistir el deseo de atracarse. Pero se dieron casos de suicidio. La Administración de Alimentos y Medicamentos investigó el medicamento y en 1991 llegó a la conclusión de que no había pruebas fidedignas de que el Prozac provocara el suicidio. La mayoría de médicos creen que si se receta en la dosis justa y bajo una estrecha supervisión, Prozac es seguro.

Algunos efectos secundarios asociados a Prozac: erupciones cutáneas y debilitación del funcionamiento de los riñones y el hígado. Las erupciones por lo general remiten en cuanto se suspende el medicamento, aunque algunas pacientes han necesitado esteroides o antihistamínicos para limpiar su piel por completo. Los problemas de riñones y de hígado son raros, pero pueden ser graves, de modo que las personas que padecen una enfermedad renal o hepática deberían utilizar este medicamento con menos frecuencia o en dosis menores.

Clorpromacina. Este compuesto se utiliza en el tratamiento de trastornos psicóticos como esquizofrenia o para niños con graves problemas de conducta. Se ha probado en pacientes anoréxicas, pero la mayoría de los expertos cuestionan su valor para este fin. Además, la clorpromacina puede tener graves efectos secundarios, en particular disquinesia tardía, un trastorno caracterizado por espasmódicos movimientos involuntarios de los miembros y la cara. Otros efectos secundarios, como problemas de hígado y riñones, son más raros, pero cuando se producen pueden ser graves. Varias compañías fabrican clorpromacina, y se la conoce por su nombre genérico.

Metoclopramida. La metoclopramida estimula los movimientos del tracto digestivo y al parecer ayuda a que las anoréxicas aumenten de peso y toleren la comida. También se utiliza para combatir los efectos de la quimioterapia oncológica, de modo que es posible que este compuesto dificulte el vómito después de un atracón. Los efectos secundarios de la metoclopramida (comercializada como Reglan, Clopra, Maxolon, Octamide o Reclomide) incluyen somnolencia, desvanecimiento y agotamiento.

Correctamente utilizados en el contexto de un programa completo, algunos medicamentos pueden ayudar a las pacientes a superar la depresión y a mitigar el deseo de atracarse y purgarse. Así, en ciertos casos, el tratamiento de los trastornos de la ingesta con medicamentos es útil. La clave es que sean recetados por un médico familiarizado no sólo con los medicamentos; sino con su utilización específica en enfermos de anorexia o bulimia.

VII

MÁS AYUDA

SUGERENCIAS PARA LA FAMILIA Y LOS AMIGOS

Los trastornos de la ingesta afectan a toda la familia. Es angustioso observar cómo un ser querido se priva de comida o siente asco de sí mismo mientras se resiste a los esfuerzos que uno hace por ayudarlo. Sin embargo, es imposible simular que todo está bien; en una situación como ésta uno no puede actuar «como si». Cuando una niña desarrolla un problema con algo tan básico como la comida, muchos padres se preguntan: «¿Es mi culpa? ¿He hecho algo mal? ¿He ejercido demasiada presión en mi hija o he puesto en ella demasiadas expectivas? ¿He sido un mal padre?» Es importante recordar que los trastornos de la ingesta tienen muchas causas. En tanto que no se puede negar que la presencia de un trastorno a menudo (pero no siempre) indica un problema básico en la dinámica de la familia, tampoco se puede negar que la niña también va a la escuela, al cine, quizá a clases de ballet y demás. Está tan influida por la cultura global como por su crianza. Ninguna persona por sí sola, ni siquiera un padre o una madre, tiene poder suficiente para inducir a alguien a desarrollar un trastorno de la ingesta.

Si usted vive con alguien que padece un trastorno, seguramente ya ha tratado de ayudarla. Quizá ha leído este libro con la esperanza de encontrar un enfoque diferente después de haber visto que muy poco ha logrado con criticar, regañar, rogar, suplicar, negociar y manipular. El hecho es que sólo en contados casos los trastornos de la ingesta logran solución sin ayuda profesional; si realmente desean recuperarse, la inmensa mayoría de enfermas debe someterse a programas especializados. No se culpe por la falta de habilidades que sólo se puede esperar de un profesional especializado.

Si cree que alguien que usted quiere padece un trastorno de la ingesta, dígaselo con franqueza. No se calle con la esperanza de que es sólo una etapa; cuanto más persista la enfermedad más se agravará la paciente y más difícil será tratarla. Para información acerca de cómo llevar a cabo una intervención remítase al capítulo V. Si la idea de intentar una intervención cabal de repente le resulta intimidatoria, quizá prefiera intentar primero una alternativa menos extrema y ver qué respuesta obtiene. Además, siempre existe la posibilidad de que la enferma esté suplicando ayuda en silencio, esperando secretamente que alguien advierta su difícil situación y la ayude a encontrar una salida. Quizá le tranquilice saber que tiene a alguien dispuesto a romper el hielo y hablar claro. Éstos son algunos consejos para tratar con alguien que padece un trastorno de la ingesta, sin implicarse necesariamente en una verdadera intervención:

Sosiéguese antes de comenzar. Trate de no emocionarse. Exprese su preocupación, pero de la manera más serena y comprensible.

Espere resistencia. Por esta razón debe mantenerse tranquilo y sosegado. Existe la posibilidad de que ella interiormente reciba con agrado su preocupación, y recuerde que la mayor parte de las personas con trastornos de la ingesta se sienten avergonzadas y atemorizadas. Las enfermas de anorexia nerviosa por lo general aseguran encontrarse en perfecto estado de salud. Manténgase firme si la paciente se enfada, se vuelve hostil o niega su problema.

Manténgase firme en que, a pesar de que ella lo niegue, necesita ayuda. Deje bien sentado que usted interviene porque le preocupa su salud, quizá incluso su vida, y no porque piense que ella esté loca o sea una mala chica.

Hágala responsable de su conducta. Si desordena la cocina después de un atracón, es responsabilidad de ella limpiarla. Si le faltan energías para ir a clase por la mañana, ella sigue siendo responsable de mantener sus calificaciones. Nadie puede obligar a comenzar una terapia a una persona que no lo desea, pero sí es posible confrontarla con las consecuencias de sus acciones. Además, si usted estipula ciertas reglas básicas le será más fácil restablecer un poco de orden y estabilidad en su propia vida.

Esté dispuesto a obtener ayuda usted mismo. No necesita decir esto a la paciente cuando esté enfrentándose a ella, pero recuerde que los trastornos de la ingesta afectan a toda la familia si la paciente vive con ella. Como hemos visto, muchos programas requieren terapia de familia como parte del tratamiento de la paciente.

En la misma disposición de ánimo, asegúrese de que sus propias necesidades son satisfechas. Una manera de mantenerse tranquilo ante el enfado de la paciente y no sentirse amenazado ante la idea de la terapia familiar es asegurarse de que usted cuida de sí mismo. Si siente que necesita psicoterapia individual, búsquela. También hay grupos de apoyo para familiares de personas afectadas, en que los miembros de la familia pueden expresar sentimientos de cólera, miedo, resentimiento... absolutamente todo. Las personas que participan en el programa de trastorno de la ingesta que usted ha elegido pueden indicarle un grupo de ésos.

CONSEJOS PARA EL FORTALECIMIENTO DE LA AUTOESTIMA

Como hemos analizado en la primera parte, la baja autoestima es una característica común de los diferentes trastornos de la ingesta. La preocupación por el peso, el miedo a engordar y el conceder una importancia excesiva al aspecto reflejan el temor de la paciente a que, si simplemente «se abandona» y se muestra al mundo cómo es en realidad, será instantáneamente rechazada. Uno de los objetivos de la buena terapia del trastorno de la ingesta es conseguir que la paciente aprecie su propia valía intrínseca, que desde luego no guarda relación con su aspecto o con la manera en que come.

¡Qué fácil resultaría si uno pudiera reconstruir su psique leyendo un libro! Por desgracia, pocos logros son tan fáciles. La información y los consejos siguientes no pueden suplir un curso de terapia, pero pueden fortalecer cualquier ayuda que usted busque. También pueden servir como recordatorios de algunos problemas que ha de enfrentar, con mayor profundidad, en la terapia.

RAZONES DE LA BAJA AUTOESTIMA

¿Cómo desarrolla alguien una baja autoestima? Participan varios factores:

Creencia de que la figura determina la valía. Las personas con trastornos de la ingesta han llegado a creer que son despreciables e inaceptables a menos que estén delgadas, y por supuesto nunca consiguen estar lo suficientemente delgadas para sentirse satisfechas. Si tienen sobrepeso, la vergüenza y el aborrecimiento de sí mismas se acrecientan. Esto es así porque creen que sólo pueden ofrecer su aspecto, que es imperfecto.

Dependencia de factores exteriores para determinar la propia valía. En lugar de quererse y valorarse internamente, alguien con baja autoestima mide su valía a través de señales exteriores. Por ejemplo, la calificación de un examen, la marca en una carrera, la aprobación por parte de sus amigos, un puesto en un ránking, o cualquier estándar exterior y a menudo arbitrario de valores. Margie, por ejemplo, se sintió abatida cuando su mejor amiga no hizo comentario alguno sobre su nuevo peinado. «Quizá realmente no tiene buen aspecto —se quejó—. Quizá me veo ridícula. Sabía que no debería haber ido a ese peluquero... era demasiado joven. Me veo horrible.» Con mayor autoestima, Margie habría disfrutado de su peinado porque a *ella* le gustaba, no a causa de lo que otra persona decía o dejaba de decir. Además, no sabía si a su amiga Betsy realmente le gustaba o no. Quizá Betsy estaba preocupada, o apesadumbrada por problemas personales, o quizá incluso ni siquiera había reparado en el pelo de Margie. Así pues, resulta peligroso derivar la autoestima de fuentes exteriores, pues son impredecibles. Es mejor confiar en los estándares internos que usted establezca para usted misma.

Pensar en usted misma como inútil o incompetente. Los sentimientos de inutilidad son otra señal característica de los trastornos de la ingesta. Si una persona se siente impotente respecto de su vida o entorno, es evidente que no será capaz de desarrollar mucho respeto por sí misma.

Consejos para estimular la autoestima

• Pregúntese: «Si el tiempo y el dinero no fueran un inconveniente, ¿qué estaría haciendo yo en este momento?» ¿Sería usted una estrella cinematográfica? ¿Un artista? ¿Un cantante de ópera? ¿Un vaquero? ¿Un obrero de la construcción? El límite es el cielo, deje volar su imaginación. Encuentre una manera de poner un poco de esa experiencia en su vida diaria. Si usted siempre ha soñado con ser una estrella cinematográfica, tome lecciones de interpretación. Si usted ha deseado ser un obrero de la construcción, quizá puede interesarle restaurar muebles, o incluso casas. Lo importante de este ejercicio es encontrar alguna actividad que le agrade y hacerla por el mero placer de hacerla, no por una recompensa o pago. De esta manera usted comenzará a sentirse bien respecto de las cosas que hace por usted mismo, no debido a los cumplidos de sus amigos u otros incentivos exteriores.

• Dedíquese a algo que ya haga bien. Desarrollar una nueva habilidad implica paciencia y el riesgo de no poseer aptitudes para ella, de manera que asegúrese de dedicar también algún tiempo a algo que *sabe* que hace bien. Carol obtiene una intensa satisfacción de diseñar y tricotar jerseis de colores; Marie se siente animada cada vez que llega a casa y ve las plantas de interior que cuida con cariño y esmero. Algunas veces el placer mayor procede de una tarea sencilla pero realizada a la perfección.

• Invente un abogado del diablo imaginario, o pida a un amigo que lo sea. Esto es lo que Margie podría haber hecho cuando su amiga no hizo comentarios sobre su peinado. Cuando comenzó a pensar: «Betsy no ha mencionado mi pelo. Debo de verme ridícula», su abogado imaginario podría haberla desafiado con preguntas como: «¿A *ti* te gusta tu pelo? ¿Habría cambiado mucho tu vida si Betsy te hubiera dedicado algún cumplido? ¿Y si Betsy decía que detestaba tu pelo? De todas maneras, tú no estás siempre de acuerdo con el gusto de Betsy... detestas ese vestido que llevaba la semana pasada.» De esta manera, alguien con baja autoestima puede comenzar a comprender lo negativo que resulta confiar en un refuerzo exterior para sentirse bien consigo misma.

• Pregúntese: «¿Por qué es tan importante tener un aspecto determinado?» ¿Cambiaría mucho su vida si usted pesara cuatro kilos menos? ¿Conseguiría ser mejor en su trabajo? ¿Más divertida en las fiestas? ¿Mejor madre o mujer? Si su respuesta a estas preguntas es sí, explore más a fondo. Si pesar cuatro kilos menos la hace ser más divertida en las fiestas, ¿es porque usted se sentiría más confiada y segura? ¿Más relajada y dispuesta a flirtear? ¿Menos cohibida? Incluso estas preguntas revelan que usted está relacionando su valía esencial a su peso y aspecto externo. De modo que pregúntese: «¿Sería la Madre Teresa menos piadosa si pesara un poco más? ¿Eleanor Roosevelt habría logrado más cosas si hubiera sido hermosa?»

• Imagine un mundo en que el peso de las personas fuese inalterable. Sea cual fuere su peso a los dieciséis años, ése sería su peso para el resto de su vida... no habría posibilidad de cambiarlo. ¿Cómo sería entonces su vida si el peso no constituyera un problema del que preocuparse? ¿Pospondría comprarse ropas bonitas? ¿Haría cálculos durante dos horas al día todos los días? ¿Seguiría tomando de postre medio pomelo en lugar de la tarta de chocolate? Este ejercicio está destinado a que consiga ver los sacrificios que hace y las maneras en que limita su vida sólo porque no tiene determinado peso. Todo esto equivale a un autocastigo por no conseguir un peso predeterminado y posiblemente arbitrario. Quizá usted se sentirá un poco más feliz y mejor con usted misma si deja de posponer algunas ideas como comprarse ropas nuevas. Incluso si algún día intenta alcanzar un peso más bajo, hoy en día tiene que vestirse. ¿Por qué no tener mejor aspecto sin preocuparse del peso?

• «Actúe como si.» Este eslogan, tomado de CA y otros programas de doce pasos, de hecho continúa la línea comenzada en el párrafo anterior. Actúe como si fuera delgada. Actúe como si fuera hermosa. Actúe como si se quisiera con todas sus imperfecciones. Paradójicamente, las personas que actúan como si se quisieran comienzan a obtener una mejor reacción del resto del mundo, lo que les hace más fácil quererse de verdad.

• Observe las personas alrededor de usted. Esto es más eficaz si pertenece a un club o a un gimnasio, donde las personas se pasean por el vestuario en diversos grados de desnudez. ¿Cuántos cuerpos perfectos ve? Los seres humanos tienen una amplia variedad de figuras y tamaños, muy pocos de ellos perfectos. Además, lo que usted considera perfecto puede no serlo para otra persona. Esa muchacha con aspecto de modelo de moda puede estar consultando a un cirujano plástico para hacerse un implante de busto porque su pecho plano le cohíbe.

Si usted tiene sobrepeso

La gente con sobrepeso lo pasa muy mal en esta sociedad, en especial si son obesas. El prejuicio contra las personas gordas es constante y está muy arraigado. Incluso muchos médicos a menudo admiten que no les gustan las personas gordas en general y los pacientes gordos en particular. Si su cuerpo naturalmente necesita un peso más alto que el que la sociedad juzga aceptable, usted debe luchar no sólo con sus propios demonios interiores, sino también con los dragones exteriores.

Una manera de comenzar a fortalecer su autoestima, y quizá a cambiar la mentalidad de quienes están alrededor de usted, es que tome conciencia de algunos hechos acerca de su afección:

• El peso, al igual que la altura y el color de la piel, es principalmente una cuestión genética. Si sus padres son gordos, seguramente usted nunca se parecerá a una modelo de moda, no importa cuánto peso pierda.

• Excepto en casos extremadamente graves (43 kilos de sobrepeso o más), el exceso de peso no parece representar el riesgo para la salud que en cierta época se pensó. Incluso entre las personas de presión arterial alta o colesterol alto, una pérdida de dos a cuatro kilos a menudo es suficiente para que desciendan de nuevo a un nivel normal. No hay pruebas de que las personas gordas cojan más días de baja por enfermedad en el trabajo ni que visiten al médico más a menudo que las personas delgadas.

• La ingesta es sólo uno de los muchos factores que determinan el peso. Como se ha mencionado antes, la genética es otro. Anteriores intentos de estar a dieta pueden haber afectado su metabolismo, como también su nivel corriente de actividad. La imagen de las personas gordas atiborrándose de comida es bastante falsa. De hecho, las pruebas sugieren que las personas gruesas no comen más que las otras. Y recuerde: no toda persona que se atraca es gorda.

• No hay pruebas de que las personas gordas puntúen más bajo en los tests de cociente intelectual, los exámenes de ingreso a la universidad o cualquier otra prueba de competencia o inteligencia.

• Los tests de salud psicológica no revelan diferencia entre las personas gordas y las delgadas.

Otras maneras de estimular la autoestima

• Aprenda a aceptarse. Para ello, desarrolle un plan de nutrición y ejercicio saludable. Si piensa consultar a un especialista en nutrición para informarse acerca de los hábitos alimentarios, deje bien sentado que no está buscando un plan de adelgazamiento, sino sólo orientaciones para comer una dieta normal y saludable. Lo mismo vale para un programa de ejercicio: deje bien sentado que está haciendo ejercicio para beneficiar su corazón, huesos y pulmones, no para lograr una figura imposible. El peso que usted consigue cuando practica un estilo de vida saludable es seguramente su peso natural y genéticamente determinado, el peso en que usted puede empezar a quererse y aceptarse.

• Únase a un grupo de autoayuda o de apoyo. No se sienta deprimida por su peso, enfádese con un mundo demasiado ignorante o estúpido para entenderla. Un grupo compuesto por otras personas que experimentan lo mismo convalidará sus sentimientos y la ayudará a ver que usted no está sola.

• Si usted descubre que sus problemas de autoaceptación y autoestima resisten todos sus intentos de mejora, busque ayuda profesional. Escoja a alguien entendido en obesidad y trastornos de la ingesta, de manera de evitar perder tiempo buscando razones psicológicas para su peso si no existen.

CONCLUSIÓN

Este libro intenta ofrecer comprensión y esperanza acerca de trastornos que pueden ser aterradores, frustrantes y, en ocasiones, fatales. La recuperación no es fácil, pero existe bastante ayuda y apoyo disponible, porque ahí fuera hay muchísimas personas con trastornos de la ingesta. Nadie tiene que luchar solo.

Aún persisten muchos interrogantes acerca de estos trastornos. Por ejemplo, ¿por qué la sociedad desprecia tanto la obesidad, al extremo de que muchas personas encuentran preferible autoflagelarse a estar gordas? ¿Cuál es la mejor manera de ayudar a una niña a desarrollar su autoestima o a alguien a reconstruir la autoestima que ha sido dañada? ¿Por qué una persona desarrolla un trastorno de la ingesta, mientras que alguien que procede exactamente de las mismas circunstancias no lo hace? Éstas son sólo algunas de las preguntas que los investigadores están tratando de responder, quizá usted puede proponer algunas más.

Hay ciertos signos alentadores. La amplia atención que los medios de comunicación han dedicado a los trastornos de la ingesta en los últimos años ha hecho que estas enfermedades sean más fáciles de detectar, y las personas que las padecen se sienten menos reticentes a dar un paso adelante y pedir ayuda. Al mismo tiempo, los científicos comienzan a tener éxito en derribar el gran muro del prejuicio de que las personas gordas deben lograr mayor aceptación en la sociedad actual. El progreso es lento pero continuo. A una actriz, ex modelo, se le pidió que *aumentara* cuatro kilos para un papel en un filme reciente en que interpretaba a una atractiva mujer dedicada a su profesión. Y se ha dicho que algunas modelos en unos recientes desfiles de moda en París realmente tenían celulitis. Quizá estamos volviendo a un ideal más al estilo de las mujeres de Rubens o, mejor aún, a una época en la que una mujer simplemente es ideal como es.

GLOSARIO

Amenorrea: Falta de menstruación. La amenorrea puede obedecer a varias razones, pero es un síntoma de anorexia nerviosa, porque indica que el peso corporal de la paciente descendió por debajo de un estándar saludable mínimo.

Anorexia: Palabra griega para pérdida del apetito; también una forma abreviada para la anorexia nerviosa.

Anorexia nerviosa: Trastorno de la ingesta de comida caracterizado por un temor extremo a engordar, autoinanición en un esfuerzo para evitar engordar y amenorrea.

Antidepresivo: Medicamento para aliviar la depresión grave. Las personas con trastornos de la ingesta algunas veces reciben antidepresivos, o bien porque padecen depresión junto con el trastorno de la ingesta, o bien porque ciertos antidepresivos están pensados para mitigar los síntomas de los trastornos de la ingesta.

Antidepresivos tricíclicos (ATC): Clase de medicamentos antidepresivos con una peculiar estructura química de tres anillos. Estos medicamentos se han usado, con distintos grados de éxito, en el tratamiento de los trastornos de la ingesta.

Ascetismo: Rechazo del placer o exageración de considerarlo decadente o prueba de falta de voluntad. Algunas anoréxicas son consideradas ascetas porque no satisfacen de manera adecuada las necesidades de sus cuerpos y consideran un honor el negarse la comida u otras necesidades.

Atracón: Rápido e incontrolado consumo de gran cantidad de comida en un breve tiempo.

Bradicardia: Latido lento del corazón.

Bulimia: Palabra griega que significa «hambre de buey». Implica un apetito enorme y se usa como forma abreviada de bulimia nerviosa.

Bulimia nerviosa: Trastorno de la ingesta de comida caracterizado por períodos alternos de atracón y vómito, abuso de laxantes, abuso de diuréticos y/o dietas agotadoras. Las bulímicas también padecen un miedo excesivo a engordar y conceden un valor exagerado al aspecto físico.

Colecistoquinina: Hormona segregada por el intestino delgado que desempeña un importante papel en la digestión. Se cree que ayuda a las personas a sentirse ahítas después de una comida. Algunas pacientes de bulimia nerviosa tienen niveles de colecistoquinina en la sangre más bajos que el término medio después de una comida, lo que conduce a pensar que una deficiencia de esta hormona puede desempeñar un papel en el desarrollo del trastorno.

Conciencia interoceptiva: Conciencia de los estados o sentimientos internos, como cólera, alegría, hambre o fatiga. Algunos expertos creen que la conciencia interior en las personas con trastornos de la ingesta está disminuida.

Edema: Retención de líquidos en los tejidos, a veces produce un aspecto hinchado o abotagado. Algunas enfermas de anorexia nerviosa desarrollan edema debido a la inanición o a que comienzan a comer normalmente de nuevo.

Electrólitos: Minerales que existen en la sangre y en los fluidos del cuerpo como partículas eléctricamente cargadas, capaces de conducir los impulsos de los nervios y los músculos. Participan en las reacciones químicas y en otras actividades esenciales para la normal función del cuerpo.

Estreñimiento: Falta de evacuación de los intestinos durante al menos tres días.

Glándulas parótidas: Glándulas salivales localizadas cerca del oído. En las personas afectadas de bulimia nerviosa las glándulas parótidas algunas veces se inflaman o infectan, lo que da a la paciente un aspecto de mejillas hinchadas.

Hipotensión: Presión de la sangre anormalmente baja.

Hipotermia: Temperatura del cuerpo anormalmente baja.

Imagen corporal: Autorretrato interior que la mayoría de las personas tiene de sí mismo. En cierto momento se pensó que la distorsión de la imagen corporal era un factor que predisponía a los trastornos de la ingesta; hoy en día la mayoría de expertos cree que las pacientes se ven de manera correcta, pero no les agrada lo que ven.

Ingesta contenida: Las personas que la realizan controlan su peso e ingesta de manera continuada para mantener su peso por debajo de lo que naturalmente podría estar. Se cree que estas personas son más propensas a atracarse o comer compulsivamente en respuesta a factores como estrés, cólera, desilusión, etc.

Ingesta no contenida: Las personas que la realizan no se preocupan de la comida, comen lo que quieren y cuando quieren. Se cree que estas personas son menos propensas a atracarse o comer compulsivamente en respuesta a factores emocionales como el estrés.

Inhibidores de la MAO (monoaminooxidasa): Medicamentos antidepresivos diseñados para ejercer su efecto inhibiendo la acción de una enzima cerebral llamada monoaminooxidasa. Estos medicamentos se han usado, con distintos grados de éxito, en el tratamiento de los trastornos de la ingesta.

Inventario de los Trastornos de la Ingesta de Comida (ITIC): Cuestionario formulado a quienes tienen, o se cree que tienen, trastornos de la ingesta. El Inventario de los Trastornos de la Ingesta de Comida mide las características psicológicas que contribuyen al desarrollo y mantenimiento de los trastornos y ayuda en el diagnóstico y tratamiento de la paciente.

Lanugo: Desarrollo de vello anormal y muy fino en todo el cuerpo, a menudo considerado síntoma de inanición.

Modificación de la conducta: Forma de psicoterapia que implica reforzamiento de la conducta deseada mediante premio y supresión de la conducta no deseada mediante castigo.

Osteoporosis: Pérdida de densidad de los huesos que conduce a un mayor riesgo de fractura, rotura de cadera y degeneración espinal, a menudo asociada a la edad avanzada. Se cree que la osteoporosis tiene varias causas, entre ellas deficiencias de estrógeno y ciertas formas de malnutrición, ambas presentes en la anorexia nerviosa.

Terapia conductista cognitiva: Clase de psicoterapia en que la paciente reconoce patrones de pensamiento perjudiciales y cambia su conducta en conformidad.

Test de Actitudes de la Ingesta de Comida (TAIC): Cuestionario formulado a quienes tienen, o se cree que tienen, trastornos de la ingesta. El test mide la presencia de hábitos de la ingesta trastornados y otras características de estos trastornos.

OTROS TÍTULOS
EN ESTA COLECCIÓN

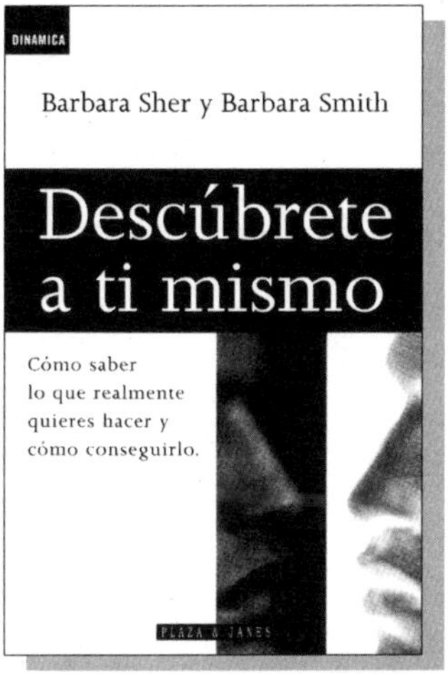

Cómo saber lo que realmente quieres hacer y cómo conseguirlo.

Llegado un punto de nuestras vidas, muchos de nosotros descubrimos que, por inercia, hemos caído en situaciones y rutinas sumamente insatisfactorias. De pronto comprendemos que no vivimos conforme a nuestros deseos y, aún peor, que ni siquiera sabemos cuáles son esos deseos. Ésta es la clave del problema: el desconocimiento de nuestros deseos más profundos y verdaderos. Un muro invisible cimentado en la pasividad nos separa de nuestros sueños, pero abrir una brecha en ese muro no es tan difícil como pudiera pensarse. Basta con un poco de convicción y empuje. Este libro original y apasionante te ayudará, mediante consejos prácticos y sencillos, a descubrir tus mayores aspiraciones y a realizarlas.

Barbara Sheer es terapeuta y asesora en el campo de la orientación profesional. Ha organizado numerosos seminarios en Estados Unidos sobre trabajo en equipo, creatividad y comunicación. *Descúbrete a ti mismo* y sus anteriores obras la revelan como una auténtica experta de la motivación.

Barbara Smith colabora regularmente con *New York Woman, Elle, The Washington Post* y otras publicaciones. Imparte clases de técnica narrativa en Yale y otros centros.

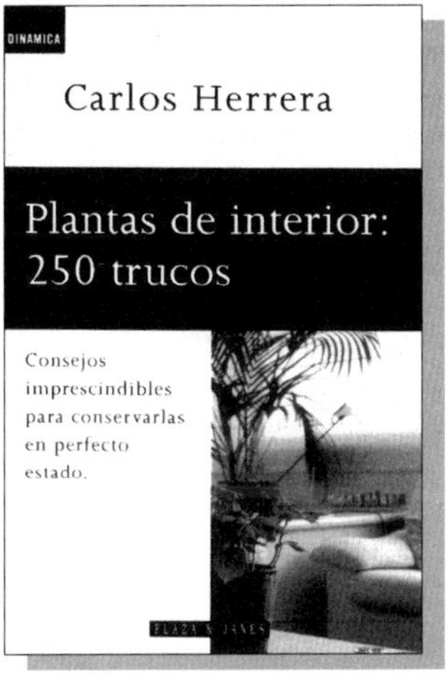

Consejos imprescindibles para conservarlas
en perfecto estado.

El cultivo de las plantas de interior está cada vez más extendido. Este libro da respuesta a todas las dudas y problemas que puede originar el cuidado de estas plantas. Incluye más de 250 trucos para mantenerlas en perfecto estado y beneficiarse de su belleza, valiosos consejos prácticos referentes a alimentación, poda y reproducción, y un capítulo dedicado a las 25 plantas de interior más populares.

Carlos Herrera es un reconocido profesional de la jardinería. Sus habituales colaboraciones en prensa, radio y televisión le han valido un sólido prestigio en la materia.

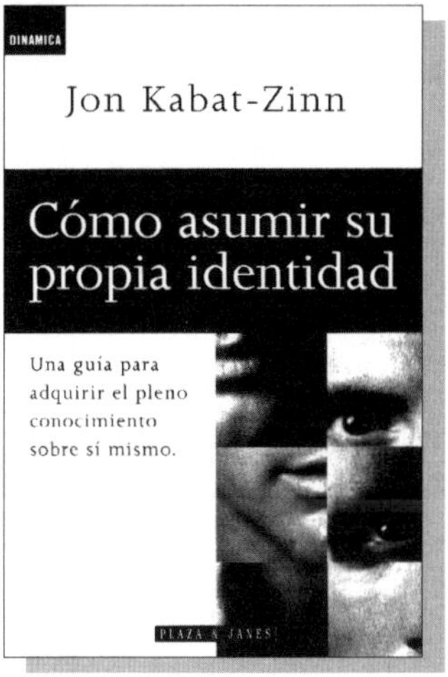

Una guía para adquirir el pleno conocimiento sobre sí mismo.

El autor propone la meditación como método para relajarse y combatir el estrés. Para ello analiza el arte de vivir el presente, cada instante, con plena conciencia. Sin embargo, el aspecto más original de su enfoque es presentar la meditación no como práctica espiritual sino como disciplina práctica y cotidiana. Ésta es una guía de relajación útil tanto para el meditador experto como para el recién iniciado.